Dr P.-E. FONTANILLES
Ancien externe des Hôpitaux,
Ex-interne de l'Hôpital Saint-Joseph
de Lyon.

Etude Clinique
sur le
Cathétérisme cystoscopique
des Uretères

Valeur diagnostique
Valeur thérapeutique
Cathétérisme
et Séparation endo-Vésicale

LYON. — IMP. A. REY

ÉTUDE CLINIQUE

SUR LE

CATHÉTÉRISME CYSTOSCOPIQUE

DES URETÈRES

VALEUR DIAGNOSTIQUE. — VALEUR THÉRAPEUTIQUE

CATHÉTÉRISME ET SÉPARATION ENDO-VÉSICALE

ÉTUDE CLINIQUE

SUR LE

CATHÉTÉRISME CYSTOSCOPIQUE

DES URETÈRES

VALEUR DIAGNOSTIQUE. — VALEUR THÉRAPEUTIQUE
CATHÉTÉRISME ET SÉPARATION ENDO-VÉSICALE

PAR

Le Dr P.-E. FONTANILLES
Ancien externe des Hôpitaux,
Ex-Interne de l'Hôpital Saint-Joseph
de Lyon.

LYON
A. REY & Cie, IMPRIMEURS ÉDITEURS DE L'UNIVERSITÉ
4, RUE GENTIL, 4
—
1904

A MES MAITRES DANS LES HOPITAUX

M. le Professeur LÉPINE

M. le Docteur GEREST
Médecin des Hôpitaux de Saint-Etienne

M. le Docteur DELORE
Assistant de Clinique Chirurgicale

A la Mémoire

De M. le Professeur OLLIER

M. le Docteur BÉRARD
Professeur agrégé
Chirurgien des Hôpitaux

M. le Docteur GALLAVARDIN
Médecin des Hôpitaux

EXTERNAT

M. le Professeur PONCET
(Hôtel-Dieu 1899)

M. le Docteur ALBERTIN
Chirurgien des Hôpitaux
(Antiquaille 1899)

M. le Professeur TEISSIER
(Hôtel-Dieu 1900)

M. le Docteur JOSSERAND
Médecin des Hôpitaux
(Hôtel-Dieu 1900)

M. le Docteur MOLLARD
Médecin des Hôpitaux
(Croix-Rousse 1901)

INTERNAT

M. le Docteur CLÉMENT

Médecin Honoraire des Hôpitaux
Médecin en Chef de l'Hôpital Saint-Joseph
Chevalier de la Légion d'Honneur

M. Clément a toujours été pour moi un maître plein de bonté. Je garde, de deux semestres passés dans son service de médecine générale, un excellent souvenir et les meilleurs principes de son enseignement clinique. Qu'il agrée ma profonde gratitude.

M. le Docteur GOULLIOUD

Chirurgien en Chef de l'Hôpital Saint-Joseph

M. Goullioud m'a fait profiter avec bienveillance de sa grande expérience de chirurgie générale et gynécologique, je lui adresse ici mes remerciements les meilleurs.

M. le Docteur RAFIN

Chirurgien de l'Hôpital Saint-Joseph

M. Rafin a droit à toute ma reconnaissance. C'est à lui que je dois le sujet de ce travail. Auprès de lui j'ai été initié à la chirurgie urinaire. Il en donne sans compter ses principes et ses acquisitions cliniques. Il a été plus et mieux qu'un maître. Je lui exprime l'assurance de mon respectueux attachement.

M. le Docteur CHABALIER

Médecin de l'Hôpital Saint-Joseph

M. Chabalier m'a témoigné un amical intérêt. Je regrette que les circonstances m'aient empêché d'être plus longtemps son élève.

ÉTUDE CLINIQUE

SUR LE

CATHÉTÉRISME CYSTOSCOPIQUE

DES URETÈRES

VALEUR DIAGNOSTIQUE. — VALEUR THÉRAPEUTIQUE
CATHÉTÉRISME ET SÉPARATION ENDO-VÉSICALE

INTRODUCTION

L'étude des procédés d'exploration rénale est aujourd'hui plus que jamais à l'ordre du jour. Après les merveilleux perfectionnements de la cystoscopie et du cathétérisme urétéral, il semblait que la valeur de cette dernière méthode était définitivement acquise et qu'elle constituait, tant au point de vue théorique que pratique, le procédé idéal pour étudier le fonctionnement des deux reins.

Imbert, dans sa remarquable thèse de Montpellier, établissait ainsi l'état de la question en 1898.

Mais ces dernières années ont vu se développer un procédé nouveau d'exploration urinaire : la séparation des urines par cloisonnement vésical. Dès lors, la question du cathétérisme urétéral apparut sous un autre jour.

Après les essais si ingénieux de Lambotte[1] et pour de

[1] Lambotte, Etude sur une taille du rein *(Journ. méd. de chir. et de pharm.*, Bruxelles, sept.-oct.-nov. 1890).

seules raisons de difficultés techniques, la méthode de la séparation par cloisonnement vésical n'obtint pas d'abord, malgré la grande autorité de son auteur, le succès qu'elle devait avoir un jour, et le cathétérisme des uretères sembla devoir rester le seul procédé précis et pratiquement utilisable.

Il n'était pourtant pas d'un emploi très courant. Il gardait ses détracteurs, en France du moins ; et, lorsque l'idée de Lambotte fut reprise par Luys et par Cathelin, lorsque le séparateur de l'un et le diviseur gradué de l'autre eurent mis la séparation de l'urine des deux reins, non plus à la portée seulement de quelques spécialistes, mais de tous les chirurgiens, la question fut remise en discussion.

Actuellement, peut-être est-il possible de juger ces différentes méthodes à leur valeur réelle et de les comparer l'une à l'autre. Ce point particulier de chirurgie urinaire m'a paru intéressant dans cette étude générale du cathétérisme urétéral.

Une cinquantaine de cathétérismes urétéraux qui ont été pratiqués chez des malades de mon maître, M. Rafin, un nombre à peu près équivalent de séparations endovésicales, faites avec les appareils de Harris-Downes, de Luys et de Cathelin m'ont permis de voir les avantages et les inconvénients et de me faire une opinion sur les indications respectives ou communes de l'un et l'autre procédé.

J'étudierai donc le cathétérisme des uretères au point de vue de ses indications dans la chirurgie rénale, de ses dangers, de sa valeur comparée avec la séparation vésicale.

Il était intéressant d'établir sur ce point l'opinion de quelques maîtres de l'urologie française et européenne, et de voir s'il était possible de maintenir dans leur intégrité les conclusions qui se dégagent des discussions détaillées du Congrès de Madrid[1]. Pour ce faire, j'ai demandé quelques avis personnels sur la valeur, les dangers du cathétérisme et, d'autre part, les résultats obtenus, comparés avec ceux de la séparation.

J'exposerai dans un chapitre à part les réponses qu'ont bien voulu m'adresser un certain nombre d'urologistes[2].

[1] Congrès de Madrid, 1903. Section d'urologie.

[2] Je suis heureux de remercier ici
Messieurs :
A. Boari, chir. en chef de l'Hôpital-Royal, Pescia (Italie).
L. Casper, prof. agrégé de l'Université (Berlin).
F. Cathelin, chef de clinique à l'hôp. Necker (Paris).
J. Escat, chargé du cours de l'Ecole de méd. (Marseille).
E. Estor, prof. à la Faculté (Montpellier).
E. Franck Finger, de Berlin, prof. à la Faculté (Vienne).
A. Freudenberg, de Berlin.
A. Von Frisch, prof. à la Faculté (Vienne).
H. Hartmann, prof. (Paris).
L. Imbert, prof. agrégé, chir. des hôp. (Montpellier).
J. Janet, ancien interne de Paris.
E. Lambotte, prof. à l'Université (Bruxelles).
F. Leguen, prof. agrégé, chir. des hôp. (Paris).
G. Luys, assistant du service des voies urin. de Lariboisière, (Paris).
G. Nicolisch, chirurgien de l'Hôp. II (Trieste).
Posner, prof. à la Faculté (Berlin).
A. Pousson, chir. des hôp., prof. à laFaculté (Bordeaux).
A. Reverdin, prof. à la Faculté (Genève).
C. Roux, prof. à l'Université (Lausanne).
A. Suarez de Mendoza, prof. à la Faculté (Madrid).
N. Treub, prof. à la Faculté (Vienne).

Un autre point de vue de l'étude du cathétérisme des uretères m'a tout particulièrement intéressé : c'est la valeur thérapeutique de cette méthode.

Trois observations personnelles sont publiées ici de malades que j'ai eu l'occasion d'observer avec mon maître, M. Rafin, et auxquels nous avons pratiqué des lavages du bassinet. J'ai recherché les faits analogues et essayé de voir ce que l'on pouvait attendre de cette méthode éminemment conservatrice.

Les observations de pyélites traitées et guéries sont encore peu nombreuses : En France, Albarran et Pasteau en ont seuls des cas probants. A l'étranger, elles sont moins rares. Le temps ne nous a pas permis de les colliger et d'en tirer des conclusions absolues. Mais il y a là, peut-être, tout un nouveau chapitre à explorer et à développer de la chirurgie rénale conservatrice.

Je me propose d'étudier d'abord le cathétérisme des uretères dans sa technique, ses dangers, les services qu'il peut rendre dans l'étude du fonctionnement normal des glandes rénales, et dans le diagnostic des affections urinaires.

Dans une deuxième partie, je chercherai à montrer les résultats thérapeutiques que l'on a pu en obtenir déjà et ceux que l'on est en droit d'espérer.

Enfin, dans une troisième partie, je l'envisagerai dans ses rapports avec la division endo-vésicale des urines, dans sa valeur comparée et ses indications respectives ou communes avec la séparation.

Dans ce travail, je développerai quelques points

de l'enseignement de mon maître, le Dr Rafin. Il m'en a inspiré le sujet. Je tiens à le remercier ici et à l'assurer de ma reconnaissance.

D'heureux événements m'ont obligé à hâter la rédaction de ces pages. — Certains chapitres, tels que celui du « Cathétérisme des uretères dans la tuberculose urinaire », celui du « Cathétérisme comparé à la séparation », n'ont pas le développement que je m'étais proposé de leur donner.

Peut-être faut-il ne le regretter qu'à demi, ces questions étant encore trop récentes pour pouvoir être dès maintenant établies.

CHAPITRE PREMIER

INSTRUMENTS ET TECHNIQUE

Des différentes méthodes d'obtenir séparément les urines des deux reins.

Sans vouloir faire ici l'historique du cathétérisme urétéral, il est curieux de noter par quelles étapes progressives, la méthode en est arrivée à ce degré de perfectionnement qui permet, à l'heure actuelle, de pénétrer jusque dans l'un ou l'autre rein, ou dans les deux reins simultanément, sans intervention chirurgicale, sans anesthésie générale ou locale et, nous espérons le démontrer, sans trop de danger ni de douleur pour le malade.

On a obtenu les urines séparées de l'un et l'autre rein de différentes manières avant d'en arriver au sondage cystoscopique :

1° Par compression d'un uretère ;

2° Par abouchement d'une sonde sur l'orifice urétéral ;

3° Par cathétérisme endoscopique.

Le cathétérisme cystoscopique et la séparation endovésicale, les seules méthodes ordinairement employées aujourd'hui, sont de date relativement récente. Nous allons rapidement passer chacune de ces méthodes en revue.

I. — Compression d'un uretère.

Avant de songer à la possibilité du cathétérisme urétéral, on a essayé d'obturer temporairement l'orifice vésical d'un des uretères, et de recueillir l'urine qui, pendant ce temps, s'écoulait exclusivement par l'autre.

Les procédés sont nombreux[1]. Nous en signalerons quelques-uns :

Déjà en 1874, Tuchmann[2] faisait construire une pince dont les branches devaient aller saisir dans la vessie le trajet intra-pariétal de l'uretère.

Ebermann (*in* Monographie D. Casper) comprime l'uretère entre les deux branches d'une pince dont l'une est introduite dans la vessie, l'autre dans le rectum.

Silbermann (*Berliner klin. Woch.*, 20 août 1883), a imaginé un compresseur des uretères : dans une grosse sonde à bout coupé glisse un petit sac en caoutchouc. Ce sac, rempli avec 250 grammes environ de mercure, est destiné à comprimer, par son propre poids, un orifice urétéral.

Mais ce n'étaient à vrai dire qu'instruments théoriques et dont les manœuvres n'étaient pas sans danger.

Müller (*Deutsche med. Wochenschrift*, 1887) comprime les uretères dans le petit bassin, avant leur abouchement vésical. La compression se fait aussi à l'aide d'un ballon rectal plein de mercure.

[1] Voir Luys, *La séparation de l'urine des deux reins.* Masson, 1904.

[2] Tuchmann, *Wien. med. Woch.*, 1874, n°s 21 et 22.

comprimer l'uretère. Il est situé sur la face droite de la sonde supposée introduite et maintenue dans le plan sagittal, le bec regardant en haut. L'autre, plus petit, est situé sur la face gauche ; il est destiné à mettre en communication le liquide venu de l'uretère droit, non comprimé, avec l'extérieur.

Cette même branche mâle, à son extrémité libre, est munie d'un pavillon à ailettes ; et présente deux orifices. Un de ces orifices est terminal, il est exactement terminé pour permettre au tube du ballon compresseur de glisser très aisément dans son intérieur. L'autre est latéral et muni d'un téton sur lequel pourra être fixé un tube de caoutchouc qui servira à l'évacuation des urines.

2° Le *ballon* est d'une seule pièce ; il comprend : *a)* un long *tube* de diamètre déterminé et constant ; *b)* une *ampoule* souple et mince, qui, distendue, acquiert une forme ovoïde, et peut atteindre au volume de 30 ou 40 centimètres cubes. Ce ballon est muni à son extrémité libre de deux fils qui permettront de le fixer solidement à l'extrémité antérieure de la gouttière ;

3° Enfin, comme pièces accessoires, une *seringue* en cristal, graduée, munie d'un embout spécial, et destinée à injecter par le tube 2 l'air nécessaire au gonflement du ballon.

Pour *monter* l'appareil, on pousse dans la branche mâle par l'orifice, le tube d'un ballon ; l'extrémité de ce tube apparaît à l'extrémité du pavillon, et on tire alors sur elle jusqu'à ce que l'ampoule recroquevillée sur elle-même se dispose dans la partie terminale de la branche mâle, et l'on assure sa fixité en nouant les deux chefs de fil dont est munie son extrémité, par deux petits orifices ménagés au voisinage du bec de la sonde.

L'appareil étant *fermé*, rien n'est visible du dispositif

contenu dans son intérieur. Mais si, l'appareil étant ouvert, on injecte par le tube extérieur du ballon une quantité d'air déterminée, on voit le ballon se distendre, *faire hernie* à travers l'orifice sous forme d'une boule ovoïde, résistante, fixée latéralement à l'extrémité de la sonde, un peu à la façon d'un fruit à très court pédicule. C'est par *l'intermédiaire de ce coussinet gazeux* que l'on exerce sur la région de l'orifice urétéral une *compression* qui intéressera sûrement l'uretère, et qui, en raison de ses qualités d'élasticité, d'uniformité, ne saurait provoquer de la part du muscle vésical, la réaction défensive habituelle dans les cas de contact rigide.

2° Abouchement d'une sonde sur l'orifice urétéral[1]

Fenwick[2] applique un cathéter courbe et percé d'une ouverture latérale sur l'orifice d'un uretère.

L'instrument est maintenu par la compression d'un doigt introduit dans le rectum, l'urine est aspirée par un ballon appliqué au bout de l'instrument.

Rose[3] se sert d'un spéculum urétéral dont le haut est coupé obliquement ou en biais. Ce spéculum est destiné à couvrir directement l'ouverture urétérale dans la vessie, et à permettre à l'urine de couler ainsi directement au dehors. Ce procédé n'est applicable que chez la femme.

[1] Luys, *La séparation des urines des deux reins* (1904).

[2] *Soc. de Méd. de Londres*, 14 mars 1887.

[3] Rose, Ein neues Verfahren bei der Frauden Urin beider Mieren gesondert auf zu fagen. *(Centralblatt für Ginäkol.*, 1897, n° 5, p. 121).

3° Cathétérisme urétéral proprement dit.

Simon de Heidelberg songea à faire pénétrer dans la vessie le doigt à travers l'urètre. S'aidant ainsi de ce doigt, il put engager une sonde métallique dans l'uretère jusque dans le bassinet. Plus tard, il put y arriver en s'aidant simplement du doigt introduit dans le vagin.

Pawlik a décrit un procédé permettant de sonder les uretères de la femme sans opération préalable. Ce procédé repose sur cette observation que le trigone de Lieutaud forme une saillie plus ou moins apparente sur la paroi antérieure du vagin, surtout dans la position genu-pectorale. La sonde introduite dans la vessie, on suit l'évolution de son extrémité et on la dirige sur la paroi vaginale dans le sillon du triangle de Pawlik. En tâtonnant on arrive dans l'uretère.

Une autre méthode utilise, pour le cathétérisme, une ouverture vésico-vaginale. Cette manière de procéder, indiquée par Emmet, a été appliquée par Bozeman, qui a donné à l'opération le nom de colpo-urétéro-cystotomie.

Ces procédés ne permettaient le cathétérisme que chez la femme.

Iversen (de Copenhague) pratiqua la taille hypogastrique pour faire le cathétérisme des uretères.

C'est, en somme, un cathétérisme à découvert.

Récemment encore, M. Rochet[1] insistait dans un article des *Annales génito-urinaires* sur le cathétérisme des uretères par la taille transversale de la vessie.

[1] Rochet, *Ann. gén.-urin.*, juin, 1904.

Mais si toutes ces explorations, plus ou moins ingénieuses, ont pu, dans certains cas, rendre de grands services, aucune ne s'est vulgarisée. Le cathétérisme des uretères n'a pris, en quelque sorte, existence, que depuis l'invention de la cystoscopie. Le cathétérisme cystoscopique est d'ailleurs le seul qui nous intéresse ici ; c'est à peu près le seul employé aujourd'hui.

Cathétérisme endoscopique et cystoscopique.

Il y a deux méthodes pratiques de cathétérisme :

1° A la lumière projetée par un endoscope ;

2° A l'éclairage par le cystoscope.

De la première, nous ne parlerons que pour mémoire et intérêt historique. Toutefois, Hartmann dit l'employer encore avantageusement dans certains cas.

Le cathétérisme à la lumière projetée par l'endoscope est l'idée de Kelly (New-York). Il n'est, bien entendu, applicable qu'à la femme [1].

L'instrumentation comprend dans ses appareils essentiels :

Des dilatateurs urétraux analogues à des Béniqués courts.

Des spéculums endoscopiques de 9 centimètres et demi, à pavillon évasé pour réfléchir la lumière ;

Un miroir frontal avec lampe électrique ;

Une longue et fine pince à dents de souris ;

Un appareil aspirateur composé d'une poire élastique en

[1] Kelly, *Ann. J. op. obst.*, janvier 1894.

communication avec un tube en caoutchouc, terminé par une pomme d'arrosoir en verre;

Une longue sonde urétérale en gomme.

Le manuel opératoire est le suivant :

Pour un premier examen, il vaut mieux mettre la malade en position genu-pectorale; mais pour les examens successifs on la met dans la position dorsale, les cuisses largement écartées et les pieds reposant sur des appuis. En outre, précaution importante, le bassin doit être très fortement relevé, de 20 à 30 et même 40 centimètres au-dessus du plan du lit.

On évacue d'abord la vessie aussi complètement que possible avec la sonde; puis on introduit le calibrateur dans l'urètre, pour déterminer le diamètre du méat. On introduit ensuite un dilatateur d'un volume correspondant à celui qu'a indiqué l'exploration précédente, et on passe ainsi des numéros successifs, jusqu'à ce qu'on soit arrivé à donner au canal un diamètre de 12 à 15 millimètres. C'est alors le moment d'introduire le spéculum et Kelly préfère celui qui a 10 millimètres de diamètre environ. Le tube introduit, on retire son obturateur et on relève le bassin au moyen du plan incliné à la hauteur qui a été indiquée.

La vessie, dit Kelly, se trouve alors distendue par l'air et les plis en sont effacés. Mais on s'aperçoit, d'ordinaire, qu'il reste un peu de liquide dans la vessie; on l'aspire facilement avec le petit appareil décrit plus haut et, lorsqu'il y en a très peu, on se contente de l'éponger avec un tampon de coton. C'est, du reste, là une manœuvre qu'il faudra répéter pendant toute l'opération, car les uretères déversent incessamment de l'urine et la moindre quantité de liquide suffit à compliquer les manœuvres.

Il s'agit alors de découvrir l'orifice urétéral, et c'est là la partie la plus délicate de l'opération. On se base sur ce fait que la paroi postérieure de la vessie, distendue par l'air, est à une distance de l'antérieure qui varie entre 2 et 5 centimètres et que, pour apercevoir l'uretère, il faut donner au spéculum une inclinaison de 30 degrés environ. On oblique donc le tube dans la direction où doit se trouver l'embouchure urétérale, et, en le faisant varier légèrement, on finit par apercevoir celui-ci en regardant attentivement; Kelly aurait pu voir souvent le jet urétéral jaillir comme une fontaine. La recherche est facilitée, du reste, par la manœuvre de l'explorateur. Il ne reste plus alors qu'à introduire la sonde urétérale, ce qui est facile d'ordinaire. On pousse progressivement cette sonde dans la direction du rein; si l'on sent une résistance, il faut la retirer et la pousser dans une direction différente. Généralement, lorsque la sonde est avancée de 2 ou 3 centimètres, il est nécessaire de la retirer un peu et de la porter un peu plus directement en dehors, vers la paroi pelvienne; enfin, on l'enfonce profondément, suivant que l'on veut ou non arriver au bassinet. On retire alors le tube en ayant soin de laisser la sonde bien en place; à ce moment, si la femme a subi les manœuvres dans la position génu-pectorale, elle doit se retourner avec précaution pour ne pas déplacer la sonde[1].

Entre les mains de Kelly, les tentatives faites avec ce procédé ont presque toujours été couronnées de succès, puisque, à une demande de Munde, l'auteur répondait que, hors une malade examinée à New-York, dans des conditions défectueuses, il n'avait jamais échoué; chez des malades nerveuses, il a été plusieurs fois obligé de recourir à l'anesthésie, mais la

[1] Kelly, cité par Imbert.

sonde a été introduite d'ordinaire en trois à cinq secondes. Hirst, Hamill et d'autres sont aussi arrivés à cathétériser l'uretère par ce procédé.

Il faut bien reconnaître capendant que tous ces opérateurs ne réussissent pas aussi bien que Kelly. Il est véritablement difficile de découvrir l'embouchure de l'uretère ; c'est là en effet le point faible de la méthode. L'opérateur se trouve dépourvu de points de repère précis ; si, après avoir incliné son spéculum suivant l'angle de 30 degrés indiqué, il ne tombe pas immédiatement sur l'orifice de l'uretère, il est obligé de tâtonner et de chercher l'embouchure au hasard. Or, il est à remarquer que le champ de vision, pour une position donnée, est étroit ; c'est une circonférence de 1 centimètre de diamètre environ. De plus, la vessie ne se laisse pas toujours distendre par l'air aussi aisément que le dit Kelly ; elle peut présenter des plis qui compliquent singulièrement les recherches ; en outre, la vessie étant vide, le spéculum n'évolue qu'avec difficulté et les parois vésicales saignent facilement.

La méthode est sans doute moins difficile que la précédente ; cependant l'opération est souvent gênée par l'urine qui s'écoule ; la dilatation de la vessie par l'air, notamment, à cause des rides de la muqueuse en cas d'un catarrhe, n'est pas suffisante et enfin la distension de l'urêthre est très douloureuse.

Le procédé de Morris est semblable au précédent, mais on facilite la recherche des orifices urétéraux par l'élévation de la paroi inférieure de la vessie avec le doigt introduit dans le vagin (chez la femme) ou dans le rectum (chez l'homme).

4° Cathétérisme avec éclairage intra-vésical. Cathétérisme cystoscopique.

Le cathétérisme cystoscopique se fait, ainsi que l'indique son nom, à l'aide d'un cystoscope et d'un cathéter urétéral. Unir les deux instruments, appareil optique et appareil de sondage, et former, dans leur ensemble, un diamètre suffisamment réduit pour la traversée urétérale, tel a été, de tout temps, le problème qu'ont cherché à résoudre les inventeurs.

La méthode fut inaugurée par Brenner. Cet auteur fit munir un cystoscope ordinaire, dont le champ de vision était situé sur la convexité d'un canal creusé dans la paroi inférieure, à travers lequel passait le cathéter.

Brenner eut le mérite de cette première tentative, mais lui-même avoua qu'il n'avait jamais pu pratiquer le cathétérisme chez l'homme. D'autres chirurgiens furent, avec cet appareil, plus heureux que son inventeur, mais il n'entra guère dans la pratique.

Boisseau du Rocher suivit le même principe à l'aide de son mégaloscope. Mais là, malgré le nom donné à l'appareil, le champ de vision est étroit, le calibre fort et le canal est creusé, ainsi que dans l'instrument de Brenner, d'un conduit dans sa *convexité*. Il a donc les mêmes inconvénients que le précédent. Cependant, son auteur réussit à pratiquer le cathétérisme chez la femme[1].

Poirier y parvint chez l'homme[2].

[1] Boisseau du Rocher, *Ann. de Guyon*, 1892-1894.
[2] Poirier, C. R. Acad. des Sciences, 1889.

« L'opération, dit-il, est des plus faciles : avec un tant soit peu d'habitude, l'opérateur trouve vite l'embouchure de l'uretère, et la petite sonde, conduite par un canal particulier inclus dans le cystoscope, pénètre facilement dans le conduit. » Cette appréciation paraît curieuse, actuellement où les spécialistes eux-mêmes, munis d'appareils perfectionnés, s'accordent à reconnaître certaines difficultés techniques, et peut-être devons-nous bien plutôt l'attribuer à l'enthousiasme des débuts de la méthode..

Dans tous ces instruments, la sonde suit, dans le cystoscope, un trajet rectiligne. Elle arrive donc perpendiculairement sur la paroi vésicale. L'anatomie des méats urétéraux, creusés en sifflet dans leur abouchement vésical, suffit à montrer l'inconvénient de cette disposition. Une réforme s'imposait : il fallait présenter la sonde aux uretères dans la direction même de leur conduit terminal.

Brown eut le premier l'idée d'une transformation[2] dans ce sens. Pour ce faire, il fit pénétrer dans la sonde un mandrin à extrémité recourbée et, utilisant l'instrument de Brenner, il avait action par le mandrin sur la sonde. L'extrémité de celle-ci se maintenait ainsi écartée de 3 centimètres environ de la pointe du cystoscope et, d'autre part, en retirant plus ou moins le mandrin, en le faisant tourner dans le sens transversal, on arrivait à donner à l'extrémité de la sonde toutes les positions possibles.

« Ces tentatives, dit Imbert, certainement très inté-

[1] Brown, *J. Hopkins Hosp. Rep.)*, sept. 1893.

ressantes, ont trouvé peu d'imitateurs. L'instrumentation est loin d'être parfaite ; j'en connais d'autant mieux les difficultés que j'avais songé moi-même à munir les sondes d'un mandrin métallique courbe, avant d'avoir connaissance de l'instrument de Brenner ; j'ai abandonné cette idée après quelques mois et je ne pense pas qu'elle soit d'application facile.

Nous en arrivons maintenant aux appareils actuels, les seuls qui soient d'un usage courant : les cystoscopes de Nitze, de Casper, d'Albarran.

1° *Instrument de Casper :* Nous n'avons de l'appareil de Casper aucune expérience personnelle, ne l'ayant jamais vu employer. M. Rafin se sert de l'appareil d'Albarran et, de préférence même, de l'appareil de Nitze. Tous deux sont fondés sur le même principe de mobilisation de la sonde par un onglet dont la direction est à la disposition de l'opérateur. Cette modification importante fut apportée par Albarran. Elle rend le cathétérisme abordable rapidement à tous les chirurgiens qui veulent bien se donner la peine de l'apprendre.

Uretero-cystoscope d'Albarran.

DESCRIPTION DE L'APPAREIL [1]

Cet instrument se compose de plusieurs pièces distinctes :

[1] Albarran, in *Traité de Chir. de L. Dentu et Delbet*, t. VIII, p. 608, Paris 1899.

Je remercie la maison Collin d'avoir mis les clichés suivants à ma disposition.

1° La portion optique dont la disposition générale est celle d'un cystoscope ordinaire. Sur cette portion optique peuvent se monter à volonté les deux portions urétérale ou irrigatrice ;

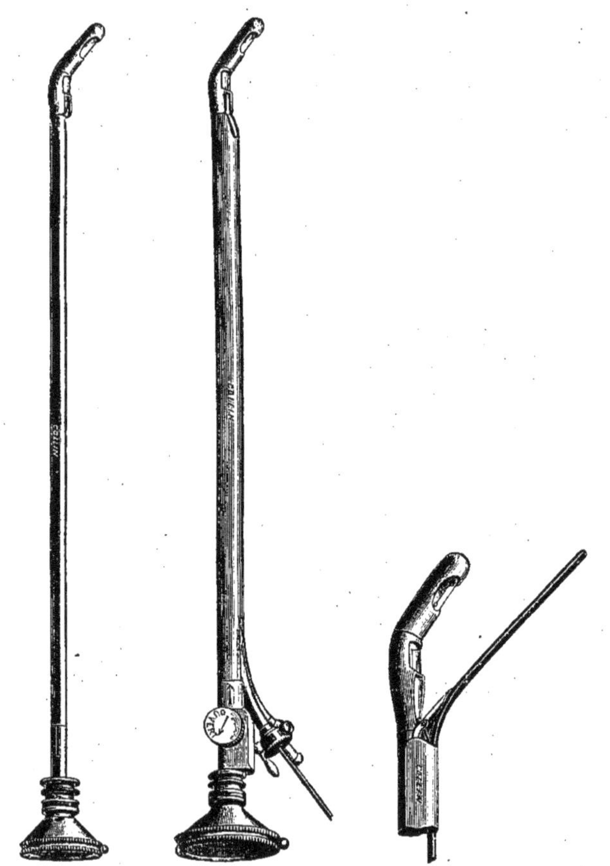

Urétéro-cystoscope d'Albarran.

2° La pièce urétérale est formée par une demi-gouttière qui s'emboîte parfaitement sur la portion optique.

Le long des parties latérales de cette gouttière se trouvent deux fines tiges d'acier qui, du côté de la portion optique du cystoscope, viennent s'articuler avec un onglet. Cet onglet est articulé avec la demi-gouttière et peut prendre toutes les positions intermédiaires entre l'horizontale et un angle de 130 degrés ; lorsque l'onglet occupe cette dernière position, il s'emboîte parfaitement avec la partie terminale de la gouttière ; c'est la position de repos de l'instrument. Les mouvements de l'onglet s'obtiennent à l'aide d'une roue qui, placée près de l'extrémité oculaire de l'instrument, a pour fonction de faire glisser les tiges d'acier et, par leur intermédiaire, d'élever ou d'abaisser l'onglet. La voûte de la demi-gouttière qui constitue la pièce urétérale est parcourue par un canal destiné à laisser passer la sonde ; cette sonde sort en bas par un orifice placé en avant de l'onglet ; aussi, se trouve-t-elle reposer sur celui-ci lorsqu'on le pousse. Cette disposition permet, en manœuvrant la roue, de donner au bec de la sonde la position que l'on veut entre l'horizontale et un angle de 140 degrés ; on peut ainsi changer à volonté et avec la plus grande précision l'inclinaison de la sonde. Le conduit destiné à la sonde urétérale présente, au niveau de son orifice extérieur, une petite boîte vissée qui sonde ; en serrant plus ou moins la vis, on aplatit la rondelle de caoutchouc qui s'applique sur la sonde et, par cet artifice, tout en laissant à la sonde les mouvements libres de glissement, on empêche le liquide vésical de sortir au dehors.

Sur le conduit de la sonde urétérale vient se souder un autre conduit muni d'un petit robinet : ce conduit sert, pendant l'examen, à pratiquer des injections vésicales destinées, si besoin est, à nettoyer le prisme ou la glace, ou encore à modifier la quantité de liquide contenue dans la vessie, ou à le changer s'il est trouble.

Lorsque la pièce urétérale est montée, par simple pression sur la portion optique de l'instrument, le cystoscope dans son ensemble présente un calibre n° 25 Charrière.

3° La pièce irrigatrice est formée, elle aussi, par une demi-gouttière qui s'emboîte exactement sur la portion optique. Dans la portion convexe antérieure de cette demi-gouttière, se trouve un canal d'irrigation dont l'extrémité vésicale vient s'appliquer sur le bord du prisme et dont l'extrémité extérieure présente un petit robinet. Lorsque la pièce irrigatrice est montée sur la pièce optique, l'instrument représente un cystoscope irrigateur dont le large canal irrigateur permet, pendant l'examen cystoscopique, de laver largement le prisme et la lampe de l'appareil.

Cystoscope de Nitze pour le catheterisme des ureteres.

Le cystoscope de Nitze, construit par M. Lœwenstein, constitue une combinaison d'un cystoscope à irrigation et d'un cystoscope pour le cathétérisme des uretères. Il permet de n'avoir qu'un instrument pour les deux sortes d'interventions auxquelles il s'applique. Les perfectionnements de détail qu'il réalise sur les instruments analogues, précédemment construits, ont une certaine importance. L'orifice par où sort le cathéther urétéral est placé plus près du prisme ; on a conservé, dans la disposition générale de l'instrument, le levier du cystoscope d'Albarran, mais il est plus court, et

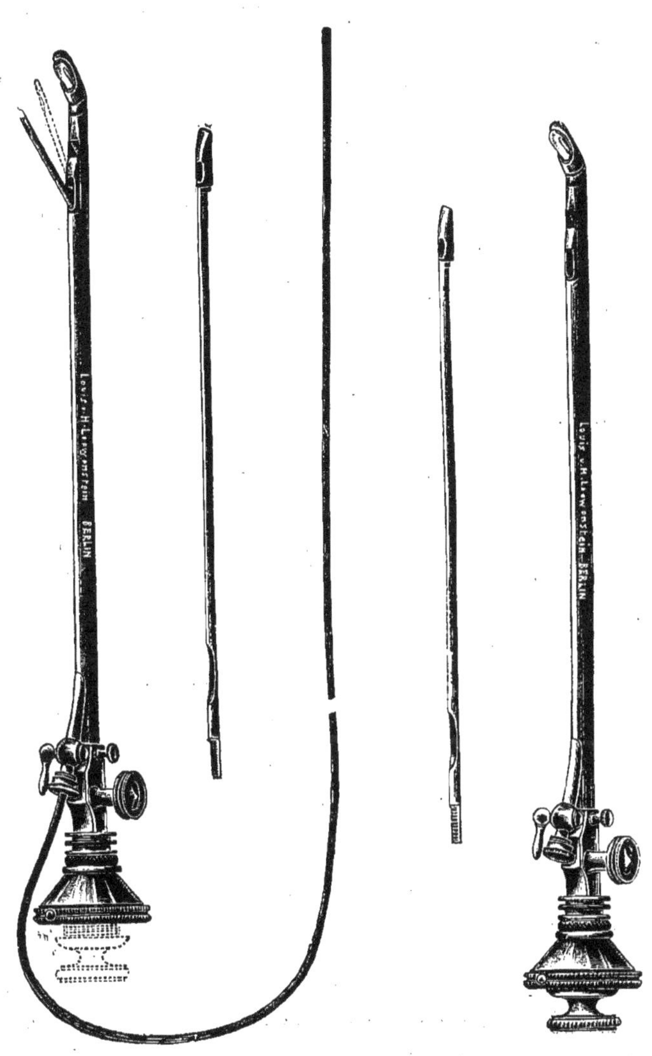

Cystoscope de Nitze

n'apparaît que sous la forme d'une petite languette; enfin et surtout, les irrégularités, les aspérités de l'instrument sont effacées et l'introduction en est beaucoup plus facile.

Les modifications qui concernent l'irrigation sont très importantes; on peut, suivant les besoins, envoyer le courant du liquide au devant du prisme par une petite fente ou perpendiculairement à l'axe de l'instrument par la grande ouverture. Celle-ci permet également le reflux très rapide du liquide.

L'instrument est, dans toutes ses parties, stérilisable par la vapeur d'eau [1].

Cystoscopes pour le cathétérisme bilatéral des uretères.

1. Appareil de Nitze, modifié par Lœwenstein.

Nous donnons ici le modèle du cystoscope à cathétérisme bilatéral, de Nitze, modifié par Lœwenstein [1]. Comme on peut s'en rendre compte, il ne présente d'autre modification de l'appareil simple de Nitze qu'une canalisation double dans la pièce urétérale.

Appareil des Drs E. Franck (de Berlin) et Bierhoff (de New-York).

Franck et Bierhoff ont présenté un appareil analogue au précédent avec, sur celui-ci, certains perfectionne-

[1] Nous adressons nos remerciements à MM. Louis et Lœwenstein, de Berlin, qui ont mis obligeamment les clichés de cet appareil à notre disposition,

ments de détail. (Septième session de l'Association française d'urologie 1903.)

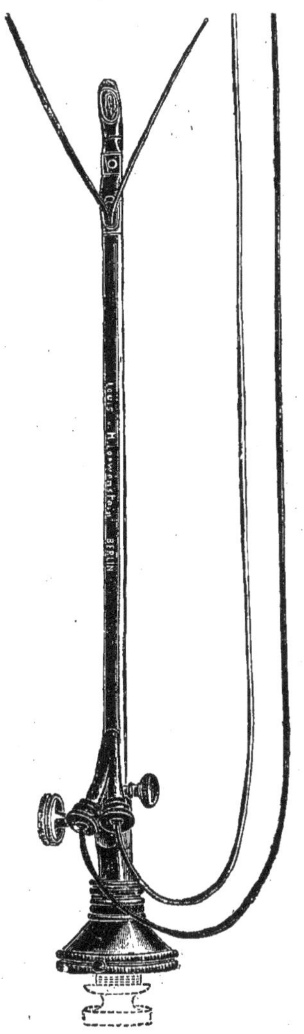

Il y a toujours de grands inconvénients, disent ces

auteurs, quand, en faisant le cathétérisme des uretère, avec l'instrument de Nitze, modifié par Lœwensteins on veut laisser à demeure les deux sondes, pour pren-

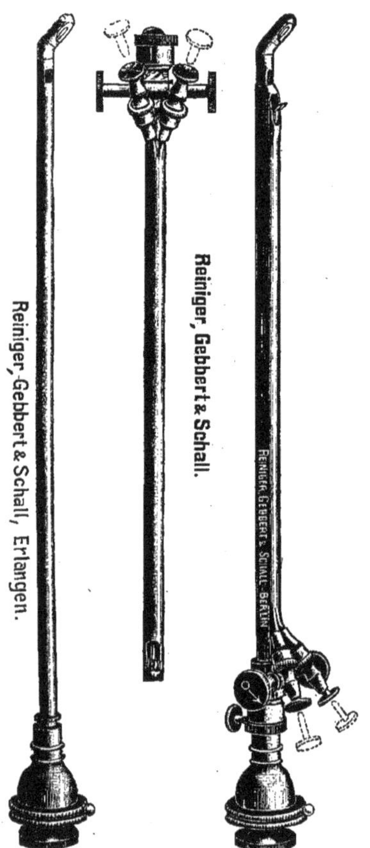

Urétéro-cystoscope à cathétérisme double des Drs Franck et Bierhoff.

dre l'urine des deux reins en même temps, et voici pourquoi. Pour sortir son cystoscope, les deux sondes mises dans les uretères, il faut tourner le bec de l'instrument vers la paroi supérieure de la vessie. En conséquence, les deux sondes se touchent en croix et augmentent par leur toucher intime, par leur frottement, la difficulté de laisser les sondes en place, en ressortant le cystoscope.

D'autre part, on a modifié ici le crochet d'Albarran, de sorte qu'il est divisé au milieu par un septum qui, en séparant les deux sondes, permet de les pousser chacune à sa place dans la direction voulue. La vis actionnant le crochet existe des deux côtés.

Enfin, pour éviter les difficultés de la mise en place des deux sondes en retirant le cystoscope, on a fait autour de l'appareil optique une gousse métallique qui porte les canaux pour les sondes et le crochet d'Albarran. Le cystoscope est introduit chargé avec la gousse portant deux sondes. Les sondes mises en place, on tourne le cystoscope dans la gousse, de sorte que le bec du cystoscope est dirigé vers la paroi supérieure de la vessie, tandis que les sondes restent dans leur position. Cela fait, on retire le cystoscope par dessus les sondes, qui restent à leur place, sans bouger.

Tels sont les principaux appareils à cathétérisme urétéral. Il en existe d'autres avec des modifications plus ou moins importantes, mais toujours basés sur les mêmes principes.

Choix des sondes. — Les sondes les plus ordinairement employées sont les sondes à bout rond et les sondes coniques à extrémité olivaire. Contrairement à ce que l'on pourrait penser, les sondes à bout olivaire pénètrent moins bien ; la pratique démontre que les sondes à bout rond, dont l'extrémité est plus grosse, paraissent déplisser plus facilement les parois du canal pour pénétrer jusqu'au bassinet.

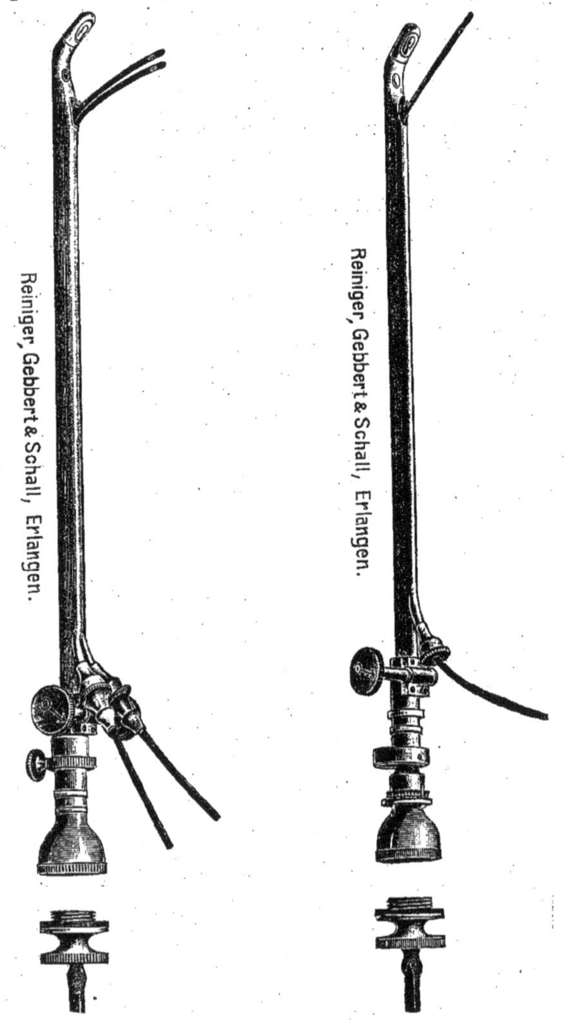

Cystoscope à cathétérisme simple et à cathétérisme bilatéral des Drs Nitze et Schlagintweth.

Le plus souvent, l'uretère accepte la sonde à bout rond n° 7 : quelquefois on peut introduire, dès le premier cathétérisme, un n° 8.

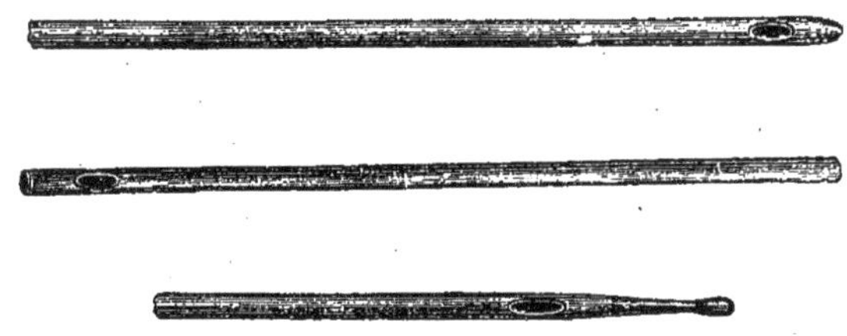

Différents modèles de sondes urétérales.

Manuel opératoire.

Il est le même, quel que soit celui des instruments précédemment décrits que l'on emploie.

Il a été parfaitement réglé par M. Albarran et exposé dans son article sur l'exploration du rein, dans le *Traité de Chirurgie* de *Le Dentu et Delbet.*

1° *Préparation de l'instrument.* — Toutes les parties de l'instrument (cystoscope, sondes urétérales, pinces et fils conducteurs d'électricité) doivent avoir été préalablement stérilisées, dans l'étuve à formol. Les mains du chirurgien sont aseptisées comme pour pratiquer une opération. Puis, l'instrument est vérifié dans toutes ses parties. On s'assure que le champ visuel de l'instrument est bien clair, que la lampe s'allume bien. On introduit la sonde urétérale dans le canal qui lui est destiné, en prenant soin que, bien lubrifiée avec de la glycérine, celle-ci glisse à frottement doux.

2° *Préparation du malade.* — Chez l'homme, on s'assure que l'urètre a un bon calibre et laisse facilement passer une sonde n° 25[1]. Dans les deux sexes, on lave la vessie de manière à obtenir un champ aussi clair que possible, et on garnit le réservoir urinaire avec une quantité d'eau boriquée de 150 à 200 grammes et au minimum de 50 à 60 grammes.

3° *Introduction de l'instrument.* — Le chirurgien trempe l'extrémité du cystoscope dans de la glycérine stérilisée et introduit l'instrument comme on le fait à l'ordinaire pour les instruments métalliques, pendant qu'un aide soutient la sonde urétérale et l'empêche d'être souillée par quelque contact extérieur.

4° *Recherche de l'orifice urétéral.* — Le cystoscope est introduit assez loin pour que son extrémité soit libre, dans la cavité vésicale; on le tourne ensuite le bec en bas et en dehors de manière à donner à ce bec une inclinaison d'environ 30 degrés sur la ligne horizontale. On allume alors la lampe, et, soit de suite, soit après quelques tâtonnements, on voit facilement l'orifice urétéral.

5° *Pousser modérément la sonde urétérale.* — Tenant le cystoscope de la main gauche, le chirurgien manœuvre de manière que le méat urétéral se trouve vers le milieu du champ visuel. De la main droite, il pousse lentement la sonde urétérale, et il abaisse l'onglet jusqu'à ce que l'extrémité de la sonde soit bien distincte.

6° *Incliner dans la direction de l'uretère, l'extrémité vésicale de la sonde.* — Le chirurgien tenant toujours le cystoscope de la main gauche, tourne plus ou moins, avec la main droite, la roue qui commande les mouvements de l'onglet. Il voit alors le bec de la sonde se placer dans la direction de l'orifice urétéral, et manœuvrant tantôt avec la

[1] On fabrique, actuellement, des cystoscopes à cathétérisme urétéral même bilatéral d'un diamètre beaucoup moindre.

roue, tantôt avec le cystoscope, il parvient à placer le bec de la sonde bien en face de l'orifice urétéral.

7° *Faire pénétrer la sonde jusque dans le bassinet.* — La sonde urétérale est poussée dans l'uretère, et l'on surveille son introduction par des mouvements doux et limités de la roue. On continue ensuite à pousser la sonde aussi loin

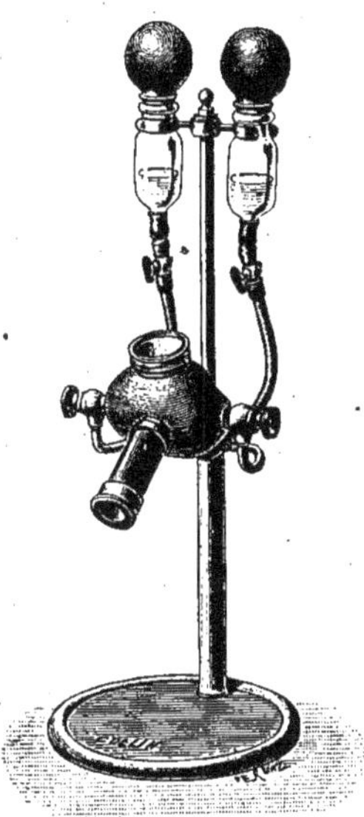

Vessie-fantôme.

qu'on veut aller, en suivant du regard le progrès de cette pénétration.

8° *Retirer le cystoscope et laisser la sonde en place.* — La sonde ayant été poussée suffisamment loin, on abaisse complètement l'onglet de manière à le placer dans l'axe de l'instrument ; on éteint la lampe. Tandis qu'on fait sortir le cystoscope, on soutient et même on pousse un peu la sonde avec une main. On continue ainsi jusqu'à ce que le bec de l'instrument se trouve au niveau du méat : à ce moment, on prend avec deux doigts la sonde au niveau du prisme du cystoscope, tandis que, de l'autre main, on finit de dégager l'instrument en le faisant glisser sur la sonde.

Telle est la manœuvre du cystoscope d'Albarran. Il est indispensable de se familiariser sur le mannequin. Mais on peut, en guise de vessie fantôme, se servir d'une simple pomme en caoutchouc, que l'on perce de deux orifices.

Difficultés. — Dangers.

1° *Difficultés.* — Le cathétérisme urétéral a la réputation légitime d'un procédé difficultueux. La plupart des urologues, en effet, ainsi qu'on peut s'en rendre compte par les appréciations diverses que nous avons reçues, le jugent ainsi : « On a trop dit, à mon avis, nous écrit Imbert, qu'il était facile. »

C'est en effet une méthode de spécialiste qui ne devient aisée que chez ceux qui le pratiquent d'une façon courante.

Il ne faut pas, en effet, juger de la difficulté de la méthode par des cas particuliers. Ce peut être ou très simple ou très difficile.

Combien de fois avons-nous entendu répéter par notre maître M. Rafin : « *Un uretère vu est un uretère cathétérisé.* » Rien n'est plus exact quand il s'agit d'une vessie saine et d'un malade patient. On éprouve même une sorte d'étonnement satisfait à voir avec quelle simplicité la sonde pénètre au premier essai. C'a été du moins notre impression personnelle et celle que nous avons plusieurs fois entendu exprimer autour de nous. Mais il est loin d'en être toujours ainsi. A l'élève, au chirurgien inexpérimenté, on présente ordinairement l'opération dans les conditions les meilleures; mais pour peu que l'on ait à faire à une prostate volumineuse, à une vessie irrégulière, enflammée, tomenteuse, la situation est tout autre. Or, si l'on réfléchit que le cathétérisme s'effectue sur des malades et non sur des gens sains, il y a de grandes chances pour que ce dernier cas soit le plus fréquent. C'est alors qu'il faut une grande habitude de la cystoscopie et du cathétérisme lui-même et qu'on est en droit de dire qu'il s'agit là d'une méthode de spécialiste.

D'autres difficultés peuvent survenir de l'évacuation du rein[1] : même introduite dans un rein en rétention, la sonde peut ne pas donner de liquide et cela peut tenir : 1° à la sonde elle-même ; 2° au liquide rénal.

La sonde peut être obstruée. Elle peut avoir ses yeux bouchés parce qu'ils sont appliqués directement sur la muqueuse du bassinet : il suffit alors de la déplacer un peu.

Enfin, elle peut être obstruée par une bulle d'air qui forme bouchon ;

On évite cet accident en emplissant préalablement la sonde d'eau boriquée.

Le liquide contenu dans le bassinet peut être trop épais ; on voit parfois sortir des gouttes de pus en magma qui obstruent la sonde et résistent aux injections d'eau boriquée.

[1] Pasteau, *Étude sur 140 cas de cathétérisme* (Congrès d'urologie, Paris, 1898)

D'autres obstacles imprévus peuvent survenir[1]. « Du côté de la vessie, on trouve de nombreux impedimenta : la capacité de 80 à 60 centimètres cubes se prête bien peu à la cystoscopie, et la sensibilité de l'organe qui est connexe de la capacité ; il y a bien les difficultés venant du contenu de la vessie, la présence d'un gros calcul, le trouble persistant du liquide, par la venue du pus, de mucosités ou de sang, et qui ne permet de voir qu'à travers un brouillard, malgré de copieux et répétés lavages ; du côté de la paroi, il y a : le boursouflement de la muqueuse, les lésions de cystite, les tumeurs, les trabécules, les diverticules, les cicatrices, etc...

Enfin, des obstacles peuvent surgir de l'instrumentation : la lampe s'arrête ; l'électricité ne marche pas ; le prisme s'obscurcit, etc., « si bien, ajoute Routier[1], qu'à mon humble avis le cathétérisme des uretères ne me paraît pas encore pouvoir entrer dans la pratique courante, ni être d'un usage très commun ».

On le voit, nous cherchons à exposer ici, en les exagérant presque toutes, les difficultés du cathétérisme. Nous terminerons en disant ici ce que nous aurons l'occasion de répéter souvent plus loin : c'est qu'il s'agit d'une méthode spéciale, demandant l'habitude et le coup de main, mais qui, lorsqu'elle est appliquée souvent, devient plus simple que la séparation.

2° *Dangers.* — Ce sont des dangers d'infection. Il semble qu'on les ait beaucoup exagérés.

[1] Hogge, *Ann. de la Soc. méd. chir. de Liège*, p. 204, Avril 1903.

[1] Routier, *Bull. Soc. de chir.*, 1900, p. 678.

On a parlé de *valvule urétérale forcée* favorisant l'infection ascendante, immédiate ou lointaine (Deschamps). On a cité des cas malheureux que les adversaires du cathétérisme exhibent, toujours les mêmes : c'est le médecin de Casper atteint d'urétrite ancienne avec cystite légère et qui, à la suite d'un cathétérisme eut ses voies urinaires supérieures gravement infectées (Israël). C'est, toujours cité par Israël, un cas d'abcès rénaux trouvés sur un rein néoplasique qui avait subi un cathétérisme quelque temps auparavant.

Ce sont les cas de Desnos, rapportés au Congrès d'urologie de 1898. — Legueu[1] a exposé également un cas d'infection par le cathétérisme urétéral d'une poche hydronéphrotique, etc.

Tous ces cas, d'ailleurs fort exploités, tombent devant ce fait qu'il a été fait à l'étranger et en France des milliers de cathétérisme et que les infections peuvent en quelque sorte s'y compter.

Pour notre compte personnel, dans la série des cathétérismes que nous rapportons, nous n'avons pas connaissance d'une infection. Le seul inconvénient éprouvé quelquefois, rare, par le malade, a consisté en de légères hématuries, d'ailleurs rapidement et spontanément arrêtées.

M. Rafin compare le danger qu'il y a à cathétériser l'uretère sain en passant par une vessie infectée — que l'on désinfectera sans doute le plus rigoureusement possible mais jamais complètement — à celui qu'il y a à sonder une vessie saine en passant par un urètre infecté.

[1] Legueu, A propos des opérations conservatrices dans les rétentions rénales *(Cong. intern. de Méd. de Paris*, 1900).

Ce dernier cas se produit fréquemment et, le plus souvent sans inconvénients, chez les rétrécis par exemple. Cependant, il est certain que les précautions prises par le chirugien sont souvent imparfaites et qu'elles le sont toujours quand c'est le malade qui se sonde. En revanche, des accidents surviendront si le cathétérisme brutalise le canal ou la vessie et surtout s'il y a rétention, comme par exemple chez ces malades qu'il faut sonder avec tant de ménagements et d'hésitations : les prostatiques distendus.

Cela revient à dire qu'ici encore, en plus de l'introduction du germe infectant, il faut, pour que l'infection s'établisse dans les voies urinaires, réaliser les deux conditions signalées dès longtemps par Guyon : le trauma et la rétention.

Appliquant ces données au cathétérisme urétéral, on doit dire qu'il faut éviter tout trauma qui peut léser l'uretère, dont la muqueuse a parfois une grande délicatesse et redoubler de précautions quand on aura affaire à une rétention rénale. Ceci, sans préjudice de la précaution qui consiste à n'introduire la sonde que de quelques centimètres (ce qui est suffisant pour le diagnostic), et à faire une instillation urétérale ou piélitique de nitrate ou de sublimé, après l'exploration.

Dans ces conditions, on sera, semble-t-il, autorisé, quand l'intérêt du malade l'exigera, à recourir à un moyen de diagnostic si précieux, soit en lui-même, soit comme contrôle de la séparation.

Ne jamais sonder un uretère quand le diagnostic a pu se faire sans ce procédé est une règle dont M. Rafin ne s'écarte pas. Ainsi, ne s'est-il jamais cru autorisé à faire le cathétérisme de l'uretère chez l'homme sain dans un but expérimental, quel que fût son désir d'utiliser ce moyen d'investigation physiologique.

De la sonde urétérale à demeure. — Nous ne l'avons jamais vu employer, M. Rafin ayant toujours reculé devant certains scrupules peut-être exagérés.

Imbert en donne, dans une thèse, une étude détaillée.

Albarran l'emploie couramment. En Allemagne, elle est aussi d'un usage assez fréquent.

Elle fut maintenue quarante-quatre jours dans un cas de De Illyès.

Catheterisme ureteral et radiographie.

Le cathétérisme des uretères peut, en s'aidant de la radiographie, ou de la radioscopie, donner parfois d'utiles renseignements sur la direction et la forme de ces conduits, et, ainsi qu'en témoignent quelques publications[1], aller jusqu'à préciser de cette manière certains diagnostics épineux.

Gesa de Illyès, élève de Dollinger (Budapest), dans un intéressant article des *Annales de Guyon* (mars 1902) en rapporte plusieurs observations.

Cet auteur procédait de la façon suivante :

Une sonde 8-10 (Charrière), à laquelle on avait préa-

[1] Schmidt et Kolischer, de Chicago, Radiographie an sond irten Uretern und Mieren *(Monatscherichte für Urologie, 1902).*

Lœwenhart, de Breslau, Bestimmung des Ureteren verlaufes vor der Operation, août. In *Centralblatt für die Krankheiten der Harn-und Sexualorgane*, 1902.

lablement fixé un mince mandrin d'argent, était introduite dans l'uretère et poussée en avant jusqu'à ce que l'on rencontre une vive résistance. Le trajet du mandrin est, sauf de rares exceptions, parfaitement visible sur les photographies, et l'on a pu en tirer des conséquences qui furent confirmées par les opérations.

De Illyès en rapporte cinq cas curieux : dans une première observation, il s'agissait d'une tumeur abdominale gauche pour laquelle la clinique hésitait à dire rein ou rate. La tumeur était mobilisable; on fit la radiographie du mandrin urétéral, tandis que l'on déplaçait la tumeur, et l'on put ainsi se rendre compte que le mandrin en était indépendant : il s'agissait d'une rate. Dollinger fit la splénectomie et la malade guérit. Le second cas permit à l'auteur de diagnostiquer un calcul urétéral dont le siège avait été précisé par le mandrin urétéral.

Les autres sont non moins instructifs, mais nous ne pouvons les rapporter au complet ici.

Il s'agit évidemment d'un procédé d'exception et dont les applications seront toujours des curiosités cliniques. Mais encore peut-il être indiqué dans certains cas et n'est-il pas inutile de le connaître.

Il importe beaucoup que les intestins soient libres lorsqu'on fait la photographie : les masses fécales gênant le passage des rayons Röntgen.

On peut employer indifféremment un mandrin d'argent ou un fil de plomb ou, mieux encore, remplir la sonde de sous-nitrate de bismuth en suspension, qui ne laisse pas passer les rayons X. Les auteurs précités, dans leurs études respectives sur la question, s'attribuent l'idée première de ce procédé. Mais, ainsi que le fait remarquer d'Illyès, on put voir déjà, dans l'article de Tuffier (*in* Duplay et Reclus, 1899), une radiographie de cathétérisme urétéral.

CHAPITRE II

OPINIONS DE QUELQUES UROLOGISTES

Sur le cathétérisme ureteral, ses difficultés, ses dangers, sa valeur comparee à celle de la separation endovesicale.

Nous venons de voir les détails de la technique du cathétérisme, ses dangers, les moyens de la prévenir et ses difficultés. Ce que nous avons exprimé ici est une opinion générale, résultat de l'impression laissée soit par notre expérience personnelle, soit par la lecture des nombreux articles écrits plus ou moins récemment, sur la question.

Il était intéressant, sur ce sujet, de connaître les idées des chirurgiens urinaires, d'autant plus que les perfectionnements apportés dans ces dernières années à la séparation intra-vésicale des urines semblaient diminuer les indications et l'importance du cathétérisme, sinon sa valeur intrinsèque.

Albarran en France, Pasteau et, en somme, l'école de Necker, sont demeurés fidèles au cathétérisme. Les conclusions du rapport d'Albarran au Congrès de Madrid, ont, il y a un an à peine, mis cette question au point. Nous aurons à y revenir. En Allemagne en particulier, à l'étranger en général, les maîtres de l'urologie gardent davantage qu'en France leurs faveurs au cathétérisme. Le pratiquant plus souvent, ils ont, à l'aide de nombreuses et riches statistiques, établi nettement la valeur des objections qui lui étaient faites, et réduit à leurs justes proportions les dangers souvent fort grossis qu'on lui opposait.

Quoi qu'il en soit, on pourra voir, par les lettres autographes que nous reproduisons ici, quelques opinions des plus variées. Très éclectiques pour la plupart, elles sont plus souvent favorables au cathétérisme.

Nous remercions à nouveau ceux des chirurgiens urinaires qui ont bien voulu nous répondre : les uns se sont récusés derrière une incompétence ou une absence de pratique ; les autres nous ont adressé leurs idées détaillées. Nous reproduisons ici les réponses de ces derniers :

Dr A. BOARI, chirurgien en chef de l'Hôpital royal de Pescia (Italie) :

Le cathétérisme des uretères, comme moyen de diagnostic et en tant que procédé thérapeutique, a des détracteurs et de fervents défenseurs. Je me place parmi ces derniers, et, à la fin de 1900, j'ai écrit l'histoire de ce procédé d'exploration en décrivant la technique des diverses méthodes et leurs applications diagnostiques et thérapeutiques, leurs avantages et leurs inconvénients, dans mon traité sur la « *Chirurgia dell' Uretere* » *(Societa edit. : Dante Alighieri.* Roma, 1900*)*.

C'est un moyen précieux *pour le diagnostic ;* il donne des notions exactes sur le calibre de l'uretère, et permet d'établir la présence et le siège d'un calcul. En recueillant séparément l'urine des deux reins, il indique le degré de fonctionnement de l'un et de l'autre.

« Au point de vue *thérapeutique*, le cathétérisme permanent évite la lésion de l'uretère au cours d'une opération ; il permet d'aider à la réunion des deux bouts si l'uretère a été sectionné. »

Il permet de soustraire la vessie au contact de l'urine et, par là même, favorise la guérison des fistules vésicales les plus avancées.

Le cathétérisme rend possible une dissection large de l'uretère et, par conséquent, favorise l'extirpation des ganglions rétro-péritonéaux infiltrés, ce qui est d'une grande importance pour obtenir une guérison durable dans certains cas de tumeurs abdominales malignes opérables. Ainsi, il élargit les limites d'opérabilité des tumeurs malignes de l'utérus, de la vessie, du rectum.

Le lavage de l'uretère et du bassinet éloigne les produits d'infection, et, par l'introduction directe de substances médicamenteuses, modificatrices, il arrive à corriger les dommages causés par l'urétérite et la pyélite.

Tels sont les avantages de cette ingénieuse méthode dans laquelle la délicate habileté de tant d'urologues modernes s'est exercée pour arriver à nous donner un manuel opératoire désormais complet et à la portée de tous ceux qui se sont exercés à la pratique de l'urologie.

Avec le cathétérisme, j'ai obtenu des résultats diagnostiques dans des cas de fistules et de calculs de l'uretère et aussi pour m'assurer de l'existence des deux reins avant de procéder à la néphrectomie pour connaître le degré de fonctionnement de l'un et de l'autre.

On ne peut pas comparer cette méthode avec la séparation des urines, sinon sous conditions, après les avantages diagnostiques et thérapeutiques du cathétérisme que je viens d'exposer.

En effet, la séparation des urines ne peut servir qu'à établir le degré de fonctionnement et l'état de l'un et de l'autre rein. Elle ne rend aucun compte de l'état de l'uretère (calculs, blessures, anomalies d'abouchement, etc...) ; elle ne permet pas l'introduction de médicament dans l'uretère ou le bassinet. Elle est peut-être supérieure au cathétérisme en ce qui regarde la séparation de l'urine des deux reins L'une et l'autre ne doivent pas être considérées comme des rivales.

Dans le cas de tuberculose rénale unilatérale avec suppuration vésicale, je crois que le cathétérisme de l'uretère du rein sain est dangereux.

Dans le cas de pyonéphrose unilatérale, le cathétérisme de l'autre uretère ne va pas sans inconvénient, car il ne se pratique pas toujours si facilement.

Théoriquement, il est toujours possible, mais pour ces cas (pyonéphrose tuberculeuse ou autre), la séparation do lui être préférée.

Pescia (Italie), juin 1904.

A. BOARI.

Dr L. CASPER, professeur à l'Université de Berlin :

Pour moi, le cathétérisme urétéral est indispensable pour fixer un diagnostic. J'estime que la séparation endo-vésicale n'est pas absolument digne de confiance. Aussi, je ne l'emploie pas, d'autant plus que j'estime la technique du cathétérisme urétéral aussi simple et aussi innocente.

Dans le cas de tuberculose rénale unilatérale avec suppuration vésicale, je retarde le cathétérisme urétéral et je traite d'abord la cystite.

Dans le cas de pyonéphrose unilatérale, il n'y a nullement contre-indication au cathétérisme urétéral.

Berlin, juin 1904.

Dr F. CATHELIN, chef de clinique à l'hôpital Necker, Paris :

Je suis assez mal placé pour vous parler de la valeur comparée du cathétérisme urétéral et de la division endovésicale des urines car, en tant qu'inventeur d'un appareil diviseur — le plus récent — je suis un partisan convaincu, vous n'en doutez pas, de la méthode de Lambotte.

Il m'est impossible de vous donner tous les arguments pour ou contre ces deux méthodes, vous les trouverez au complet dans mon livre de *Chirurgie urinaire* que je prépare et qui paraîtra dans quelques mois. Je tiens seulement à vous dire que le cathétérisme urétéral que je n'hésite pas à pratiquer à l'occasion dans le service de mon maître, M. le professeur Guyon, où le plus large éclectisme n'a jamais cessé de régner, que le cathétérisme urétéral, dis-je, ne marche bien que dans un certain nombre de cas, assez restreint.

Dans les cas franchement chirurgicaux, la division endovésicale des urines suffit le plus souvent et, où sa supériorité apparaît évidente, c'est qu'on peut l'employer — tout au moins avec un appareil approprié — dans des vessies petites, douloureuses, saignantes, purulentes ou à bas fonds (prostatiques, cystocèles).

Elle a, en outre, le grand avantage de montrer les troubles d'*excrétion* des urines, tenant à un vice de conformation congénital ou acquis des uretères, alors que l'autre méthode ne peut donner en général que des renseignements sur la *sécrétion*, car si l'on n'enfonce pas la sonde jusqu'au bassinet, le cathétérisme perd son principal avantage de diagnostic des rétentions pyélitiques.

D'ailleurs, il va sans dire qu'il peut y avoir quelque danger à sonder un uretère sain, même quand la vessie est saine, *a fortiori* quand elle est malade, et en particulier dans le cas de tuberculose, mais on peut sans crainte en cathétériser un malade ; or, la division endovésicale des urines permettra, dans les cas douteux, de dire quel est celui qui pourra être cathétérisé sans danger ; là encore s'affirme, vous le voyez, l'alliance féconde entre les deux méthodes.

Je crois donc, en me basant sur plus de 400 cas personnels, à l'avenir de la division endovésicale des urines, *bien interprétée* ; ses résultats jusqu'ici ne m'ont pas trompé et, si vous voulez me permettre de terminer par une allusion personnelle, je vous dirais que si j'étais malade des voies urinaires et que le diagnostic fût hésitant entre vessie ou rein ? rein droit ou rein gauche ? je voudrais qu'une personne habile me fît la division des urines et, si possible, avec mon diviseur gradué.

Dr CATHELIN.

Dr J. ESCAT, chargé de cours à l'Ecole de Médecine(Marseille) :

Le cathétérisme de l'uretère est un précieux moyen de diagnostic. Il n'entre pas, évidemment, dans la pratique très courante, mais il mérite qu'on se donne la peine de l'apprendre. Il peut permettre des diagnostics qui seraient très difficiles sans lui. Les derniers instruments et l'expérience des chirurgiens qui l'ont étudié à fond ont bien simplifié sa technique. Tantôt très facile, souvent très difficile, il exige une vessie assez patiente et un très bon éclairage. Il m'a donné peu de résultats utiles jusqu'ici, mais je crois qu'il peut me rendre de grands services à l'occasion. Il peut être moins douloureux que la séparation des urines avec les gros séparateurs ; il est plus difficile à appliquer, mais il est précis. Il faut connaître les deux et ne pas en abuser.

Dans les cas de tuberculose rénale unilatérale avec suppuration vésicale :

Théoriquement, on ne peut dire qu'il n'y a aucun inconvénient à traverser une vessie infectée pour entrer dans un uretère sain. Mais je crois qu'en faisant suivre le cathétérisme d'un lavage antiseptique, on évitera toute contamination. Plutôt que de laisser une pyonéphrose tuberculeuse suivre son cours, je n'hésiterais pas à utiliser le cathétérisme, si je ne pouvais reconnaître l'état de l'autre rein. Jusqu'ici, je m'en suis passé et je viens d'enlever deux pyonéphroses tuberculeuses sans avoir recours à ce moyen ; l'examen clinique m'a suffi. Je n'ai pas usé davantage de la séparation qui était impraticable.

— *En cas de pyonéphrose unilatérale non tuberculeuse ?*

Dans ce cas, il y a pour moi un réel danger et je préfère ici la séparation des urines.

— En résumé, tous ces moyens réalisent des progrès indiscutables, mais, comme le disait Guyon, il faut savoir s'en passer, car ils ne sont pas toujours praticables. Ils peuvent être très douloureux pendant et après leur application malgré l'asepsie et la douceur, et on ne doit imposer aux malades des séances multiples de cathétérisme urétéral ou de séparation que si c'est absolument nécessaire.

Marseille, juin 1904.
ESCAT.

Dr F. FRANCK, de Berlin :

Le cathétérisme urétéral n'est pas plus difficile qu'une autre méthode d'investigation ; mais il faut en posséder à fond la technique, aussi bien chez l'homme que chez la femme. Celui qui le manie à la perfection chez la femme ne possède pas pour cela la même habileté lorsqu'il s'agit d'un homme.

Les *résultats* que m'a donnés le cathétérisme ont été généralement bons. J'ai vu toutefois un certain nombre de cas dans lesquels le cathétérisme était empêché :

1. Par des raisons anatomiques, telles qu'abouchement anormal des uretères, formation valvulaire à l'orifice, ou bien compression, étranglement le long de l'uretère.

2. Par des raisons pathologiques : inflammation vésicale, rides de la vessie, hypertrophie considérable de la prostate.

— Dans certains cas, je préfère la séparation endo-vésicale et cela, quand elle est possible, là où le cathétérisme urétéral ne peut être pratiqué.

Dans le cas de tuberculose rénale unilatérale : Au moment où le processus tuberculeux de la muqueuse vésicale s'étend plus loin, j'estime que la pénétration de la sonde dans un uretère ou un bassinet sain est dangereuse. Les lésions de la vessie sont-elles rigoureusement unilatérales? je préfère alors la séparation qui, dans des cas semblables, m'a rendu de grands services. — Si l'autre moitié de la vessie est déjà atteinte, j'estime, au cas où les lésions ne sont pas encore avancées, que l'injection dans la vessie d'une solution d'oxycyanure de mercure à 1/400 constitue un moyen de prophylaxie suffisant contre l'infection du rein sain par le cathétérisme urétéral.

Dans des cas semblables, la séparation ne peut rien donner.

Dans un cas de tuberculose rénale unilatérale avec propagation simultanée du processus pathologique à la totalité de la muqueuse vésicale, je me servirais, pour cathétériser le rein sain, d'un cathéter plus mince que je conduirais jusqu'à l'orifice urétéral grâce à un autre cathéter empêchant le premier d'entrer en contact avec le contenu vésical.

Dans le cas de pyonéphrose non tuberculeuse :

Après une bonne désinfection de la vessie avec la solution précitée d'oxycyanure de mercure et si on fait prendre pendant plusieurs jours auparavant au patient des antiseptiques internes, je considère que, dans ce cas, le cathétérisme urétéral est inoffensif. Toutefois, dans ce cas, si la muqueuse vésicale est intacte, je préfère la séparation.

Berlin, juin 1904.
E. Franck.

Dr A. FREUDENBERG, de Berlin :

Il y a des cas où le cathétérisme urétéral est impossible ou difficile, par exemple dans quelques cas d'hypertrophie de la prostate. Mais, en général, la difficulté de sa technique n'est pas grande pour celui qui sait bien faire la cystoscopie. Je suppose qu'en général celui qui n'a pas fait le cathétérisme urétéral se l'imagine beaucoup plus difficile qu'il ne l'est.

Les résultats en sont bons.

Il y a des cas où le cathétérisme urétéral est préférable à la séparation, et *je crois que c'est la majorité des cas.* Mais il y a sans doute aussi des cas où la séparation endovésicale des urines est préférable. Il faut connaître et pratiquer les deux méthodes.

Dans les cas de pyonéphrose tuberculeuse ou autre avec infection vésicale :

Certainement, il y a dans ces cas quelque danger à cathétériser le rein sain. Et, par suite, *il ne faut jamais le cathétériser sans indication précise.* Mais, à ce qu'il semble, le danger n'est pas très grand.

Pour combattre autant que possible ce danger, il faut :

1° Faire usage d'instruments stériles (stérilisation des sondes urétérales à la vapeur);

2° Eviter autant que possible tout contact de la sonde pendant le cathétérisme (éviter autant que possible le contact de la paroi vésicale, commencer par le cathétérisme du rein sain, en sondant les deux uretères, etc.);

3° Ne pas pousser la sonde jusque dans le bassinet si ce n'est pas nécessaire;

4° Faire usage de l'antisepsie interne avant et après le cathétérisme (urotropine, acide camphorique, etc.):

5° Bien laver la vessie et la remplir d'un liquide fortement antiseptique. J'aime employer pour cela l'astérol (combinaison organique de mercure préparée par Hoffmann à Bâle), en solution de 1 à 2 pour 1000. C'est une substance fortement antiseptique et très bien tolérée par la vessie et en même temps par les instruments métalliques.

Quelquefois je fais, avant de nettoyer les sondes urétérales, une petite injection prophylactique de nitrate d'argent (1 à 2 pour 1000). Dans les uretères ou dans les bassinets.

Berlin, juin 1904
Dr Albert FREUDENBERG.

Dr von FRISCH, professeur à la Faculté de Vienne:

Le cathétérisme urétéral est une méthode difficile. Il faut, pour l'employer, une habitude courante.

Il m'a donné de très bons résultats.

Je l'estime supérieur à la séparation.

Dans le cas de tuberculose rénale unilatérale, si l'on fait suivre le cathétérisme du rein sain par une instillation de sublimé à 1 pour 1000, on peut le faire sans crainte. J'ai observé des malades chez lesquels le cathétérisme avait été fait deux ou trois ans sans inconvénient, la vessie étant atteinte de tuberculose avec ulcération.

». De même, dans le cas de pyonéphrose non tuberculeuse, mais alors employer de préférence le nitrate d'argent (5 à 10 grammes à 1 pour 100).

Vienne, juin 1904.

Dr HARTMANN, professeur agrégé, Paris :

Je crois le cathétérisme urétéral inférieur à la séparation endo-vésicale des urines :

Il nécessite des manœuvres plus compliquées.

Il expose plus à l'infection rénale.

Il donne des renseignements moins parfaits sur la manière dont se fait l'excrétion de l'uretère dans la vessie. Redressant les coudures de l'uretère, il peut faire croire à une excrétion normale, alors qu'il y a des rétentions intermittentes (voir ma communication à la Société de chirurgie dans la discussion sur l'uronéphrose intermittente, il y a trois semaines à un mois).

Dans le cas de tuberculose :

Il faut, pour éviter tout danger, ne jamais faire le cathétérisme du rein supposé sain. Pour ma part, je ne le fais jamais.

Dans le cas de pyonéphrose non tuberculeuse :

J'ai vu une malade qui, depuis longtemps, présentait des signes de pyélo-néphrite droite et qui, quelques semaines après un cathétérisme de l'uretère sain, fait par un de mes collègues, a, pour la première fois, présenté des signes de pyélo-néphrite gauche. Ces inoculations sont peut-être plus fréquentes qu'on le croit, parce qu'elles ne se manifestent qu'un certain temps après le cathétérisme.

Paris, juin 1904.

Dr Léon IMBERT, professeur agrégé à la Faculté de Montpellier :

Je considère le cathétérisme urétéral comme une manœuvre de chirurgie spéciale et *difficile*. On a trop dit, à mon avis, qu'il était facile. Il est certain, en effet, que l'on échoue dans certains cas ; quelquefois on réussit plus tard chez le même malade, mais il m'est arrivé de renoncer à faire le cathétérisme et j'imagine que ces mécomptes ont dû arriver à tout le monde.

Les résultats qu'il m'a donnés sont très satisfaisants. Il m'est arrivé bien souvent de ne poser un diagnostic précis que grâce à lui. Comme toute méthode d'examen physique, il a ses imperfections qu'il serait puéril de nier ; mais il serait tout aussi illogique de contester l'importance des renseignements qu'il fournit dans la majorité des cas. Il est bien évident, d'autre part, qu'il ne faut pas faire le cathétérisme urétéral à tout propos. C'est une *opération* dont il faut poser les indications comme on pose celles de la ponction, de la laparotomie exploratrice, etc.

Qu'il soit inférieur en principe à la séparation, cela ne me paraît guère contestable. Luys et Cathelin l'ont reconnu du reste publiquement au Congrès de Madrid. Il est vrai que Luys a changé d'avis depuis.

On ne saurait méconnaître, du reste, à mon avis, que le cathétérisme est plus dangereux que la séparation ; cela est de toute évidence. Aussi, j'estime qu'il faut toujours commencer par cette dernière qui est aussi inoffensive que le cathétérisme et donne quelquefois des renseignements suffisants. Mais, dans les cas difficiles, c'est le cathétérisme qui donne souvent la clef du diagnostic. Voici deux résumés d'observations que j'ai fait publier récemment, dans la thèse de Koucheff (Montpellier 1904).

1re malade, femme : pyélonéphrite double à symptomatologie de cystite, sans augmentation de volume du rein. Le diagnostic étant fort douteux, je fais la séparation qui me donne une urine trouble des deux côtés et laisse donc en suspens la question cystite ou pyélose. Par contre, le cathétérisme urétéral bilatéral me donne une urine trouble des deux côtés ; le diagnostic n'était plus contestable.

2e malade, femme : tumeur de la région lombaire droite, ballottant. La séparation appliquée pendant quelques minutes me montre *l'absence complète* d'urine du côté droit. Je conclus provisoirement : hydronéphrose. Le cathétérisme me montre, au contraire, que le rein droit fonctionne très bien. Il avait été probablement comprimé par la tumeur qui était un kyste hydatique du foie.

A mon avis, donc, le cathétérisme est incontestablement supérieur à la séparation. Mais, comme il est certainement plus dangereux, je ne l'emploie que lorsque celle-ci ne m'a pas donné de résultats satisfaisants.

Danger du cathétérisme dans le cas de tuberculose rénale unilatérale :

Je crois que ce danger est réel, sans être aussi grand que le disent les ennemis du cathétérisme. Si la vessie prend part à l'infection, on ne saurait se flatter de la nettoyer suffisamment pour se mettre à l'abri de ce danger. Je considère donc comme préférable de s'abstenir de cathétériser le rein sein.

Dans le cas de pyonéphroses non tuberculeuses, je crois qu'il en est de même, sauf les cas où elles sont fermées et sans participation de la vessie.

Montpellier, juin 1904.
Léon IMBERT.

Dr JANET, ancien interne des hôpitaux de Paris :

Le cathétérisme urétéral est une excellente opération, à la condition d'opérer sur un rein infecté, ou sur un rein sain, la vessie et son contenu étant exempts de toute infection.

Il est en général facile.

La séparation endovésicale doit toujours précéder le cathétérisme urétéral.

Oui, il y a danger dans le cas de pyonéphrose tuberculeuse unilatérale ou autre, avec suppuration vésicale, à cathétériser le rein supposé sain.

Paris, juin 1904.

JANET

Dr LAMBOTTE, professeur à l'Université (Bruxelles) :

Je pense que le cathétérisme urétéral a une grande valeur dans le domaine thérapeutique en permettant le lavage du bassinet,

Sa technique est difficultueuse : l'emploi du cystoscope d'Albarran nécessite une pratique constante, sans laquelle il est difficile de conserver la virtuosité suffisante dans l'application : c'est une méthode de spécialiste.

J'ai obtenu deux succès dans la pyélite chez la femme.

J'estime le cathétérisme inférieur à la séparation comme moyen de diagnostic.

Dans le cas de tuberculose rénale avec infection vésicale :

J'ignore si le danger du cathétérisme est grand, c'est-à-dire si la contamination est fréquente, mais il me semble réel et suffisant pour interdire dans ce cas le cathétérisme urétéral, l'infection du second rein devant conduire à une situation sans issue et la division permettant de s'assurer de l'unitéralité de la tuberculose.

Dans le cas de pyonéphrose non tuberculeuse avec infection vésicale :

Je pense que ce danger est réel, mais qu'en usant des précautions antiseptiques les plus minutieuses (lavages antiseptiques préalables et consécutifs), il peut être diminué au point de permettre cette pratique dans quelques cas particuliers.

Bruxelles, juin 1904.
E. LAMBOTTE.

Dr F. LEGUEU, professeur agrégé, chirurgien des hôpitaux de Paris :

Le cathétérisme des uretères, très simple chez la femme est chez l'homme toujours difficile et souvent impossible.

Quand il est possible, il donne un maximum de sécurité, mais, en pratique, la séparation plus simple, plus facile, donne des résultats très suffisants sur lesquels je n'ai jamais été trompé. La division est supérieure au cathétérisme, en ce que, seule, elle permet de savoir comment un rein se vide, c'est-à-dire quelle est sa valeur *excrétoire*.

Dans le cas de tuberculose rénale unilatérale :

Je considère le cathétérisme comme mauvais et susceptible de faire une inoculation. Je considère pour cette raison la division comme toujours supérieure en ces cas.

Dans le cas de pyonéphrose non tuberculeuse :

Je ne crois pas grand le danger du cathétérisme des uretères, mais, si l'on peut faire autrement, mieux vaut s'en passer.

Il est impossible, même à travers une vessie saine, de faire un cathétérisme urétéral vraiment aseptique (longueur de la sonde, contact avec les genoux, les mains malpropres, etc...) : à plus forte raison, le cathétérisme à travers une vessie purulente me paraît-il incertain.

En somme, le cathétérisme ne doit être fait que lorsque aucun autre moyen ne donne les renseignements désirables. C'est une *ultima ratio* pourvue de toutes garanties, mais de tant de difficultés et d'inconvénients que je cherche toujours à m'en passer et que j'y parviens presque toujours;

Paris, juin 1904.
F. LEGUEU.

Dr G. LUYS, assistant du service des voies urinaires de Lariboisière (Paris) ;

M. Luys a répondu à mes demandes en m'adressant son ouvrage récent : *La séparation des urines des deux reins.* (MASSON, 1904.)

Les questions qui m'intéressaient et, notamment, les rapports et la comparaison entre le cathétérisme et la séparation endo-vésicale y sont largement traitées, et avec autant d'impartialité qu'on pouvait en demander à l'inventeur d'un séparateur. Je renvoie donc le lecteur à cet intéressant ouvrage.

Dr G. NICOLISCH, chirurgien de l'Hôp. II (Trieste) :

J'ai, du cathétérisme uretère, une très bonne opinion :

a) Il n'y a aucune difficulté, s'il n'existe pas de cystite et si l'instrument est bon. Je préfère les cystoscopes de Kolmann ou celui de Nitze. L'instrument d'Albarran a un mauvais appareil optique.

b) Les résultats diagnostiques qu'il m'a donnés ont été presque toujours bons.

Deux fois j'ai réussi à améliorer des pyélites blennorragiques.

c) Il est presque toujours préférable. Dans les mémoires

que je vous envoie, vous pourrez juger ce que je pense à ce propos [1].

Dans un de ces mémoires, on lit en effet ceci :

Un chirurgien ne doit pas enlever un rein sans être sûr de l'existence et de l'intégrité fonctionnelle de l'autre. Pour cela, il ne suffit pas de l'observation clinique, mais on doit recueillir séparément les urines des deux reins. Le cathéter urétéral et le séparateur de Downes, suffisent dans la plupart des cas. Ces manœuvres ne sont ni dangereuses, ni inutiles comme certains chirurgiens sembleraient le croire (Israël, Bazy). Dans trois de mes cas, j'ai appliqué le segrégateur de Downes, dans quatre le cathéter urétéral ; *ce dernier trois fois du côté sain*, une fois du côté malade. La pénétration du cathéter du côté sain n'a été suivie, ni dans ces cas, ni dans le cas de tuberculose rénale, d'aucun accident ennuyeux. Dans maintes circonstances, et quand le segrégateur n'est pas applicable, *on doit cathétériser le côté sain si l'on veut un résultat sérieux.*

Pour apaiser M. Bazy, je dirai que cela ne me semble pas coupable. Dans mes cas, le cathétérisme urétéral ne m'a pas causé le moindre ennui et il m'a rendu de très grands services.

Dans le cas de pyonéphrose unilatérale, si l'on redoute le danger on peut faire, pour remplacer le cathétérisme, le procédé que j'ai décrit dans les *Annales de Guyon* (15 janvier 1904).

Le diviseur de Luys est aussi bon dans quelques cas, mais pas toujours, parce qu'il y a des cas d'asymétrie des orifices urétéraux.

Trieste, juin 1904.
G. Nicolich.

[1] *Arch. für klin. Chirurg.*, Bd. LXIX ; Heft, 4,

Dr POSNER, professeur à la Faculté de Berlin :

La difficulté de la technique du cathétérisme n'est pas grande. Il réussit dans la majorité des cas, excepté :

1° Une petite capacité de la vessie ;

2° Une hypertrophie considérable de la prostate.

La valeur des résultats qu'il donne dépend de la maladie dans laquelle on l'emploie.

Il est en général préférable à la séparation endo-vésicale ; celle-ci n'étant applicable que quand la vessie est saine. La séparation endo-vésicale suffit, quand il s'agit de connaître de quel côté se trouve la source d'une hématurie ou d'une pyurie. Si les deux reins sont malades, la méthode ne donne pas assez de sûreté.

Pour éviter le danger qu'il y a à sonder l'uretère du côté sain, dans le cas de tuberculose rénale unilatérale avec infection vésicale, il ne faut jamais introduire la sonde jusqu'au bassinet. Le danger d'une infection purulente est assez grand. Au contraire, je crois que l'inoculation du bacille de Koch est assez difficile.

Dans le cas de pyonéphrose non tuberculeuse si la vessie est saine et si la pyonéphrose est chronique, le danger n'est pas grand. Avec une bonne technique, on peut éviter l'infection du rein sain. Laver très bien la vessie ; introduire la sonde d'abord dans l'uretère de la pyonéphrose, laver encore une fois la vessie et introduire très vite la sonde à seulement quelques centimètres dans l'uretère du côté opposé.

Dans tous les cas, ne jamais introduire la sonde dans l'uretère du rein sain quand il y a moyen de faire ce diagnostic sans ce procédé !

Berlin, juin 1904.

Dr A. POUSSON, professeur à la Faculté de Bordeaux :

A priori, le cathétérisme urétéral semble le moyen le plus sûr que nous ayons d'apprécier la valeur fonctionnelle de l'un et de l'autre rein, mais, pour cela, il faut que l'urine soit recueillie pendant un temps assez long, afin que la perturbation apportée à la sécrétion urinaire par l'introduction de la sonde dans l'uretère ait cessé de faire sentir ses effets. La séparation endo-vésicale des urines n'a pas le même effet perturbateur. Je la crois supérieure pour cette raison et parce qu'elle est d'une technique incomparablement plus facile.

Actuellement, je n'emploie plus guère que ce moyen.

Dans le cas de tuberculose rénale unilatérale avec suppuration vésicale :

Je crois qu'il y a danger à introduire dans l'uretère et le bassinet du rein sain une sonde ayant traversé préalablement la vessie infectée, mais il est juste de dire que la coexistence de l'infection tuberculeuse vésicale et de la tuberculose rénale est bien moins fréquente qu'on l'a cru pendant longtemps.

Dans le cas de pyonéphrose :

Même danger que dans le cas précédent, s'il existe de l'infection de la vessie.

J'ai, en 1902 rapporté à la Société de Chirurgie de Paris, un cas de néphrectomie suivie de mort par anurie, alors que tout semblait démontrer que le rein opposé fonctionnait normalement.

Bien que diminuant les aléas opératoires, les divers moyens que nous avons actuellement d'apprécier la valeur fonctionnelle des reins ne les ont pas fait entièrement disparaître.

Bordeaux, juin 1904.

A. POUSSON.

Dr C. ROUX, professeur à l'Université (Lausanne) :

Nous avons très, très peu de malades chez lesquels le cathétérisme des uretères serait utile.

J'ai toujours eu beaucoup de scrupules, *en principe*, à y recourir, et j'ai jusqu'ici pu m'en passer sans nuire, je crois, à mes malades.

Je fais, par contre, la séparation des urines, qui me paraît ne pas être dangereuse du tout et donner de bons renseignements.

Mais, je le répète, c'est le nombre minime de reins malades qui est la vraie cause de mon abstention.

Lausanne, juin 1904.
Roux.

Dr SUAREZ DE MENDOZA, professeur à la Faculté de Madrid :

Le cathétérisme urétéral est un très bon moyen de diagnostic, précieux pour quelques cas déterminés et peu fréquents. On peut généralement s'en passer, aujourd'hui que les perfectionnements de la séparation endo-vésicale des urines lui ont fait perdre beaucoup d'importance.

En 1897, Albarran écrivait (*in* Guyon, vol. III, page 258) : « Pourtant vous verrez souvent, dans différents livres, ce que j'ai lu moi-même : Le diagnostic est facile en pratiquant le cathétérisme des uretères au moyen du cystoscope. Dans plus d'un cas, le diagnostic *serait* facile ; ce qui ne l'est pas, c'est le cathétérisme cystoscopique des uretères. » Albarran était alors dans le vrai ; ce cathétérisme est toujours délicat, souvent très difficile, — parfois impossible.

Il m'a donné toujours, lorsqu'il a été praticable (le plus souvent) des résultats parfaits.

La séparation endo-vésicale me paraît de beaucoup supérieure au point de vue clinique. Sa technique est facile et à la portée de tous; ses résultats généralement suffisants, ses dangers nuls. De plus, elle est bien mieux tolérée par les malades que le cathétérisme urétéral. Lorsque la séparation donne des résultats douteux, le cathétérisme urétéral est un parfait moyen de contrôle.

Dans le cas de pyonéphrose tuberculeuse ou autre, unilatérale avec suppuration vésicale :

Je ne me suis jamais cru autorisé à cathétériser l'uretère du côté sain chez un malade dont l'autre rein suppure, pour deux raisons : la première, parce que je ne permettrais pas qu'on me le fasse; la deuxième parce que si l'on peut promener une sonde dans une vessie qui contient du pus et l'introduire après impunément dans l'uretère du côté sain, les trois quarts des précautions exigées et prises dans toutes nos interventions sont inutiles ou ridicules.

Madrid, juin 1904.

CHAPITRE III

CATHÉTÉRISME URÉTÉRAL EMPLOYÉ DANS UN BUT PHYSIOLOGIQUE

Il est d'un intérêt extrême, au point de vue de la physiologie normale, d'être fixé sur le mécanisme intime de la sécrétion et de l'excrétion rénales, et, d'autre part, des renseignements précis à ce point de vue peuvent être d'une grande utilité clinique. Il est de toute évidence que si, comme on l'a dit, les périodes d'activité d'un rein coïncident avec le repos relatif de l'autre, toute méthode étudiant le fonctionnement séparé des deux glandes pendant un laps de temps restreint, pêche par la base et doit être rejetée.

Aussi, le cathétérisme des uretères semble-t-il le procédé de choix pour étudier l'état fonctionnel normal du rein. La sonde à demeure peut-être fixée soit chez l'homme, soit chez les animaux et maintenue au besoin pendant plusieurs séries de vingt-quatre heures.

Dès longtemps, un certain nombre d'auteurs avaient cherché à élucider ce problème du fonctionnement normal comparé des deux reins. Goll et Ludwig (1861) avaient vu, dans leurs expériences, que les deux reins éliminent des quantités d'urine différentes dans le même espace de temps. Max Hermann (1889), expérimentant sur des chiens, était amené à conclure que l'élimination est, pour chaque rein, indépendante de l'autre, tant au point de vue de sa quantité que de la composition chimique : le rein droit d'abord, puis le gauche donnant, dans l'unité de temps, une plus grande quantité d'urine, d'urée et de chlorure de sodium.

L'urée prédomine du côté où l'élimination du liquide est plus abondante. Le rein qui élimine le plus d'urine élimine le plus d'urée. Enfin, dans la plupart des cas, l'urine abondante contient davantage de chlorure de sodium.

Grützner (1875), Conheim et Roy (1883) arrivent à des conclusions identiques ; pour eux tous, il y a une sorte de balancement des deux reins. La simultanéité d'action est exceptionnelle, toujours passagère. Le plus ordinairement, les variations du volume éventuel se font, des deux côtés, dans le même sens, mais non d'une manière quantitativement égale.

Bref, les deux reins sont indépendants au point de vue de la circulation..

Contrairement à cette manière de voir, Bardier et Frœnkel (1899) avaient observé un débit sensiblement égal des deux reins. Ils avaient vu qu'en exagérant l'écoulement urinaire par des injections intra-veineuses d'eau salée, l'écoulement s'accélérait également dans les deux uretères d'une façon continue.

Récemment Casper et Richter (1901), puis Strauss (1903), sont venus confirmer ces recherches en précisant la composition comparée de l'urine. Pour recueillir spontanément l'urine des deux reins, ces auteurs se sont servis du cathétérisme urétéral et ont fait leurs remarques chez l'homme sain. Leurs résultats ont donc un intérêt tout particulier. Le fonctionnement des reins travaillant physiologiquement est, d'après eux, le même dans les mêmes espaces de temps. La concentration moléculaire, le contenu en chlore, en acide phosphorique et en urée varient d'instant en instant pour le même rein, mais *les deux reins fonctionnent toujours simultanément de la même manière.* « Dans l'étude de la pathologie, quand nous comparons entre eux le rein gauche et le rein droit, dit Strauss, nous les voyons toujours présenter simultanément des différences semblables. »

Bref, la doctrine actuellement dominante est celle de l'égalité fonctionnelle des deux reins pendant le même espace de temps.

Pourtant elle n'était pas admise sans conteste.

Kapsammer, assistant du professeur von Frisch (communication à la Société de Médecine de Vienne, le 27 novembre 1903), attaque les conclusions de Casper et Richter. « La base, dit-il, sur laquelle Casper et Richter ont établi le diagnostic fonctionnel des reins n'est pas juste, de même les conclusions de Friedrichs, Strauss, Fjodorow, Bardier et Frœnkel. *Les deux reins sécrètent dans le même temps des quantités inégales des produits inégaux. La filtration et l'élimination ne vont pas de pair.*

Deschamps, dans le service de Bazy, après avoir recueilli par le cathétérisme urétéral bilatéral l'urine sécrétée simultanément par les deux reins, chez des chiens de grande taille, conclut que cette sécrétion simultanée est très variable, qu'elle n'a aucune uniformité et qu'*il n'y a aucune concordance dans la sécrétion des deux reins reconnus sains tous les deux.*

Albarran, chose curieuse, arrive à des résultats expérimentaux analogues, mais il en tire des conclusions toutes différentes.

Ses recherches, faites sur les animaux et sur l'homme sain (22 cas), présentent toute la rigueur désirable. Il en résulte que, lorsqu'on étudie la fonction des reins pendant un quart d'heure ou une demi-heure, on voit que les deux reins donnent une quantité différente d'urine et que la concentration de chaque urine en urée, en chlorures et en acide phosphorique est en raison inverse de sa quantité, l'urine la plus abondante étant la moins concentrée.

La différence dans la quantité d'urine des deux reins peut être de 30 pour 100; dans plus de la moitié des cas, elle dépasse 10 pour 100. Pour l'urée, dans un quart des cas, la concentration par litre dépasse 1 gramme et elle peut atteindre 6 gr. 50. Dans le cinquième des cas, l'écart des chlorures dépasse 1 gramme par litre et peut atteindre 5 grammes.

Lorsqu'on compare deux examens successifs de l'urine de chaque rein recueillie pendant le même espace de temps, on voit les différences s'atténuer.

Dans l'unité de temps, il y a compensation habituellement imparfaite entre les deux reins, par l'augmentation de concentration de l'urine la moins abondante.

Dans les temps successifs, la compensation est plus complète et se fait à la fois par la quantité d'urine et par la concentration du liquide ou par un seul de ces facteurs.

Le fonctionnement des deux reins est d'autant plus semblable qu'on le compare pendant un plus long espace de temps.

Tout examen comparé des deux reins, l'urine étant recueillie pendant moins d'une heure, ne permet pas d'apprécier, même avec des écarts considérables, *la valeur réelle comparée des deux reins.*

Les constatations sont faciles à comprendre, ajoute Albarran, si l'on considère que l'appareil rénal est constitué par une série de petits reins primitifs réunis en deux agglomérations droite et gauche, qui ne contiennent pas chacune un nombre égal de systèmes glomérulaires primitifs.

Si tous les systèmes d'un même rein fonctionnaient ensemble de la même manière que ceux de l'autre rein, la plus grosse glande devrait toujours travailler davantage. Or, l'expérience montre que ce n'est pas toujours le rein le plus petit qui fonctionne le moins. On peut donc penser que les mêmes variations qui existent dans le fonctionnement comparé des deux reins se retrouvent dans chaque glande pour les différents systèmes glomérulaires qui la constituent. Chez les oiseaux, certains systèmes produisent de l'acide urique, pendant que d'autres se reposent. En pathologie, on connaît bien l'indépendance de chaque système glomérulaire et les suppléances compensatrices qui s'établissent d'un rein à l'autre, et dans chaque rein, d'un lobule aux autres lobules. Aussi bien au point de vue anatomique qu'à celui de la physiologie normale ou pathologique, les *deux reins de l'homme sont des organes pairs, non symétriques.*

CHAPITRE IV

LE CATHÉTÉRISME URÉTÉRAL EMPLOYÉ COMME MOYEN DE DIAGNOSTIC

§ 1er. — Catheterisme des uretères dans les tumeurs du rein.

Il a été généralement, négligé, à tort peut-être, car il semblerait résulter des travaux d'Albarran qu'il puisse donner des renseignements pronostiques de première importance.

Albarran et Imbert, dans leur récent ouvrage[1], discutent longuement l'importance qu'il peut avoir au point de vue diagnostic et pronostic opératoire.

Leurs conclusions se sont appuyées presque exclusivement sur les recherches d'Albarran.

1° NÉCESSITÉ DE L'ÉTUDE SÉPARÉE DE L'URINE DES DEUX REINS DANS LES NÉOPLASMES.

Elle permet tout d'abord d'étudier les troubles de la fonction du rein cancéreux. Celui-ci, en premier lieu, sécrète moins.

[1] *Les tumeurs du rein*, Albarran et Imbert 1904, Paris-Masson.

Chez deux malades d'Albarran, les urines des vingt-quatre heures ont été recueillies séparément. On a trouvé :

1er malade. — Gros épithélioma ayant détruit un tiers du rein.

Rein droit sain	1100 grammes d'urine.	
Rein gauche malade . . .	650	— —

2e malade. — Gros néoplasme avec néphrite de la portion restante :

Rein sain	1300
Rein malade	470

Leur composition est aussi profondément modifiée. Elle a été étudiée chez trois malades d'Albarran :

1er malade :

	Rein droit sain en grammes et par litre.	Rein gauche malade en grammes et par litre.
	—	—
Densité.	1014	1010
Urée	10,80	8,50
Chlorure	9,40	6,20
Acide phosphorique	1,55	0,80
Albumine	0,50	4, »

Il faut tenir compte pourtant, pour apprécier la quantité d'albumine, de ce fait que les urines du rein malade renfermaient un peu de sang.

2e malade. — Rein ayant un épithélioma gros comme une noix en plein parenchyme.

	Rein droit malade	Rein gauche sain
	—	—
Urée. . . . . par litre,	6,30	8,92

Troisième malade. — Gros néoplasme qu'Albarran refusa d'opérer.

	Rein gauche malade	Rein droit sain
	—	—
Quantité	470	1300
Densité	1000	1008
Urée	5,40	9 »
Chlorure	3,50	5,80
Acide phosphorique	0,40	0,70
Albumine	0,70	0,80

Il résulte donc de ces chiffres qu'il y a une notable diminution des produits normaux sécrétés. Dans un de ces cas, enfin, en dehors de toute hématurie, Albarran a relevé 70 centigrammes d'albumine.

Quatrième malade (Imbert[1]).

	Rein gauche malade	Rein droit sain
	—	—
Quantité	550	580
Densité	1015	1009
Urée	13,8	8,12
Sucre	0	0
Albumine	Traces.	Traces.

Le rein malade paraissait fonctionner mieux que le rein sain : il renfermait un petit fibromyonne.

A ces faits, nous pouvons ajouter des résultats personnels.

Chez le malade de l'observation n° 1, le cathétérisme fut pratiqué du côté sain.

L'urine en fut examinée comparativement à l'urine totale. Cet examen donna les résultats suivants :

[1] *Annales génito-urin.*, fév. 1901.

	Urine du rein sain	Urine totale
	—	—
Albumine . . .	o	0,20 à 0,30 centigrammes.
Sucre.	o	o
Hémoglobine . .	o	o
Pus	o	o
		Cylindres granuleux et cellules rénales.

De tous ces examens, il résulte donc que les fonctions du rein cancéreux sont souvent assez modifiées et que celles du rein sain le sont aussi parfois.

Ces résultats sont encore confirmés par l'épreuve du bleu et la cryoscopie.

Epreuve du bleu. — Elle a été faite dans deux cas : chez tous deux, malades d'Albarran, elle montra une modification de la perméabilité au bleu.

Une fois, il y eut du retard dans l'apparition, élimination peu intense, sans chromogène. Dans l'autre, élimination du chromogène faible pendant vingt-quatre heures, puis élimination légère du bleu.

Nous n'insistons guère, d'ailleurs, sur cette épreuve dont la valeur est bien faible, qui ne fournit que des renseignements imprécis et qui, en pratique, peut, sans inconvénients, être négligée.

Cryoscopie. — Elle a été faite une fois :

Rein malade	Densité = 0,70
Rein sain	Densité = 1,48

Cet abaissement du point de congélation démontre la profonde modification du fonctionnement du rein malade que traduit la moindre concentration moléculaire de l'urine.

Quelques-unes des observations récemment publiées

par Luys donnent des résultats identiques. Il s'agissait, dans ce cas, de séparation endo-vésicale qui, au point de vue qui nous occupe, fut aussi précise que le cathétérisme. M. Rafin a publié deux observations analogues dans la thèse de Loup : chez un homme de quarante-cinq ans, ayant un gros rein gauche et des hématuries, la séparation (appareil de Luys) établit la valeur fonctionnelle prédominante du rein droit[1] ; enfin, chez un homme de soixante-cinq ans, la séparation donna également des résultats très nets, confirmés par l'intervention.

Dans ces deux cas, on aurait pu, par l'examen de l'urine, se rendre un compte exact de la quantité de substance rénale encore saine.

En somme, de ces examens concordants, il faut conclure que, dans le rein cancéreux, les portions épargnées de l'organe sont altérées et fonctionnent mal.

Il est plus intéressant encore et surtout plus pratique de connaître le fonctionnement du rein supposé sain.

Les résultats fournis par le cathétérisme dans ces cas permettent de l'étudier.

Par les chiffres donnés plus haut, on voit que le rein supposé sain élimine parfois en quantité inférieure à la normale des éléments normaux de l'urine.

Dans quatre des faits cités, le chiffre de l'urée est inférieur à la normale et l'on a constaté des diminutions semblables pour les autres.

[1] *La séparation endo-vésicale des urines* (th. de Loup, Lyon 1904, p. 145).

Sécrétant beaucoup plus que le rein cancéreux, le rein supposé sain est pourtant parfois insuffisant. D'autre part, l'analyse des urines après néphrotomie montre parfois qu'il persiste une petite quantité d'albumine. Il faudrait donc admettre qu'il existe, dans un certain nombre de cas, du côté sain, des lésions de néphrite analogues à celles que l'anatomie pathologique démontre dans les parties du rein malade non envahies par l'épithélioma. Evidemment, ces lésions ne sont pas constantes. Dans notre observation I, l'urine du rein sain était absolument normale et, d'ailleurs, Albarran dit avoir constaté trois fois l'intégrité absolue du rein non cancéreux. Comment faut-il expliquer ces troubles de la sécrétion rénale? Ils peuvent évidemment relever de lésions de néphrite préexistant au cancer, mais il est difficile d'admettre qu'il en soit toujours ainsi et l'hypothèse d'Albarran et Imbert est assez séduisante, qui veut que ces lésions du rein supposé sain soient sous la dépendance d'une hématoxhémie déterminée par le néoplasme. D'ailleurs, l'amélioration assez fréquente de ces troubles après la néphrectomie semblerait bien indiquer l'exactitude de cette manière de voir.

La constatation de ces lésions n'a pas qu'un intérêt de physiologie pathologique. Elle est de première importance au point de vue du pronostic opératoire et peut, d'autre part, aider dans certains diagnostics difficiles. En présence d'une tumeur abdominale dont le siège rénal n'est pas absolument certain, ce serait une raison, pour Albarran et Imbert, de dire rein que de constater, du côté malade, une diminution notable de l'urée, des chlorures, de l'acide phosphorique, de densité et une moindre quantité d'urine.

D'autre part, l'exploration urétérale ayant montré ou laissé supposer des lésions avancées de néphrite du côté supposé sain, il paraît prudent de s'abstenir et de refuser une intervention qui pourrait conduire à un désastre.

Albarran eut l'occasion de voir, en 1899, un malade mourir, après une opération rapide, alors que tout faisait prévoir un succès opératoire. L'autopsie montra des lésions avancées de néphrite dans le rein restant. Il s'imposa dès lors, comme conduite, de ne pas opérer quand le rein sain paraît douteux, et cette ligne de conduite semble devoir être imitée: pourtant Israël a opéré, avec succès, un cas où le rein restant avait des lésions avancées de néphrite.

2° VALEUR DU CATHÉTÉRISME DANS LE CANCER

La première objection que l'on puisse faire au cathétérisme dans le cancer, c'est l'infection possible du rein sain. Cette question du danger d'infection est jugée depuis qu'Albarran et Pasteau ont montré qu'il a été fait à Necker, plus de mille cathétérismes sans aucun accident.

En cas de néoplasme, ce danger existe moins que nulle part ailleurs. La vessie, sauf rares exceptions, est aseptique et il suffit d'opérer aseptiquement pour n'avoir rien à craindre.

Ceci étant, le cathétérisme présente les avantages suivants :

Il permet tout d'abord d'examiner la vessie dans la même séance et cet examen est indispensable, dit Albarran, quand on soupçonne une tumeur rénale. Avec le séparateur, il faut deux explorations, l'une pour voir la vessie, l'autre pour diviser. La manœuvre paraît plus simple ; l'exploration est en réalité plus complexe.

De plus, avec les cathétérismes, on est sûr que l'on a l'urine du rein sain. Avec les séparateurs, on n'en est sûr seulement dans les cas où l'urine des deux reins est différente. Quand elle est identique, on ne sait jamais s'il n'y a pas mélange. Or, dans le cancer, les différences sont souvent minimes et, par suite, le cathétérisme me paraît plus sûr.

Mais, là encore, le cathétérisme garde l'inconvénient d'être un procédé plus délicat que la séparation. C'est davantage un procédé de spécialiste, et, d'autre part, même quand l'appareil urinaire est aseptique, il est toujours préférable de ne pas cathétériser l'uretère quand on peut l'éviter.

En définitive, il semble bien que la question doive se juger en faveur de la séparation.

Albarran et Imbert ne sont pas loin de cette conclusion.

« En principe, disent-ils, il vaut mieux recueillir séparément l'urine dans la vessie, de même qu'il vaut mieux faire uriner le malade que le sonder. » Et l'impression qui se dégage de la lecture de leur ouvrage est que, si la valeur de la séparation est démontrée, elle vaudra mieux que le cathétérisme. C'est seulement quand pour une raison ou pour une autre la séparation ne donnera pas de résultats concluants que l'on devra recourir au cathétérisme des uretères.

Ceci revient presque à dire que la séparation dans les néoplasmes doit désormais être la méthode de choix et les observations récemment publiées par Luys[1] suffiraient pour le démontrer.

Néoplasmes du bassinet et de l'uretère :

Nous n'avons pas d'expérience personnelle de la méthode et il semble bien, *a priori*, que le cathétérisme reste un procédé de choix.

Dans ces cas, en effet, la séparation permettrait simplement de constater le côté qui saigne ou qui est malade. Avec elle seule, il est impossible d'aller plus loin. Par le cathétérisme, au contraire, le diagnostic précis peut être fait. La sonde permettra tout d'abord de constater un rétrécissement urétéral et pourra préciser le siège exact de la lésion.

De plus, en évacuant une hydronéphrose ou une hématonéphrose consécutive à cet obstacle, on pourra, par le cathétérisme, examiner de l'urine qu'il aurait été impossible d'obtenir sans cela, le rein étant en rétention.

L'examen histologique de l'urine ainsi obtenue peut être du plus grand secours et Albarran cite un cas où, ayant trouvé des cellules cylindriques nombreuses et quelques cellules pavimenteuses qui n'existent jamais dans les néoplasmes primitifs du rein, il put faire un diagnostic topographique précis grâce aux 80 cen-

[1] Luys, *La séparation de l'urine des deux reins*, 1904. Masson.

timètres cubes d'urine sanglante retenus dans le bassinet, que le cathétérisme lui avait donnés et pouvait seul lui fournir [1].

Observation I

Diagnostic : *Tumeur du rein. — Cathétérisme urétéral. — Néphrectomie. - Guérison.*

Monsieur B..., cinquante et un ans, capitaine de gendarmerie, entre le 5 juin 1900 à l'hôpital Saint-Joseph, salle Saint-Louis, n° 4. Il nous est adressé par le Dr Laurent, de Roanne.

Son père est mort à quatre-vingt-onze ans, d'affection indéterminée ; sa mère se porte bien ; il est marié et a trois garçons en bonne santé.

Personnellement : fièvre typhoïde à quatorze ans. A trente-deux ans, pendant un séjour en Afrique, prit la dysenterie et eut de l'ictère grave. Pendant la convalescence de cette maladie, fut pris par la fièvre intermittente, avec des accès assez bénins qui ne l'obligèrent pas à interrompre son service. Après un séjour d'un an en France, il n'en garda aucune trace. De toutes ces affections, il est resté un mauvais état digestif qui, du reste, a cédé ces jours derniers au régime lacté.

Affection actuelle : Les premiers symptômes datent du 28 mars 1900. Après avoir fait le matin un voyage en chemin de fer, il rentra à Roanne vers midi. Le soir à 4 heures, voulant uriner, il ne le put et n'émit que quelques gouttes de sang. La miction put ensuite se faire après avoir provoqué les plus douloureuses envies ; le sang était alors rouge

[1] Albarran, Néoplasmes du bassinet et de l'uretère *(Ann. génito-urin.*, 1900, p. 723).

vif et mélangé à l'urine. Cette hématurie persista le lendemain, s'interrompit deux jours, puis se reproduisit le cinquième jour avec un sang plus noir et des caillots.

Quinze jours plus tard, le 12 avril, le malade urine un petit caillot en allant à la selle. Le 6 mai enfin, nouvelle hématurie, moins abondante que la première (le malade avait pris la veille un bain un peu chaud). Elle dura quatre jours avec une intermittence d'un jour.

Etat actuel :

Mictions : Dans toutes ces hématuries, le malade ne peut dire si le sang apparaît au début, à la fin, ou au milieu de la miction. Avant la première hématurie, la fréquence des mictions était normale. Entre les hématuries, deux à trois mictions la nuit, de fréquence normale, le jour.

Jamais de coliques néphrétiques, ni de sable dans ses urines.

Le Dr Rafin voit le malade chez lui le 20 mai et fait un examen cystoscopique négatif. Depuis cet examen, le malade a des élancements douloureux dans l'hypocondre droit.

Urines : Claires, léger disque d'albumine, pas de sucre. Quantité en vingt-quatre heures : 750 grammes en moyenne. Un litre au plus.

Pas d'hématurie actuellement.

Urètre : Une boule 23 passe sans aucune sensation.

Vessie : Normale à l'examen cystoscopique. Aucune lésion de voisinage des orifices urétéraux.

Protaste : Plutôt petite.

Reins et uretères : A la palpation de l'hypocondre droit, on sent une tumeur qui paraît être le rein, grosse comme deux poings que les deux mains se renvoient facilement. Ballottement lombaire très net. A la percussion, il y a de la matité au-dessus de cette tumeur. La région rénale est légèrement douloureuse.

Cordon : Pas de varicocèle.

La tumeur descend jusqu'à deux travers de doigt au-dessus de la crête iliaque ; en dedans, elle atteint presque la ligne médiane. Le développement s'est donc fait surtout en dedans.

Il n'y a pas au-devant de la tumeur de sonorité, peut-être seulement la matité est-elle moins nette. Encore cela est peut-être dû à la résonnance abdominale. Ce qui la fait distinguer du foie, c'est que, dans les fortes inspirations, on sent très nettement une lamelle du foie d'un travers de doigt de hauteur qui dépasse la côte et remonte ensuite sur la ligne du bord externe du grand droit.

ETAT GÉNÉRAL : Actuellement bon. Les troubles digestifs ont disparu depuis que le malade est au régime lacté. Il y a même un certain embonpoint.

Rien aux poumons.

Rien au cœur.

8 juin. — *Cystoscopie, cathétérisme de l'uretère gauche. On recueille de l'urine directement du bassinet. En moins d'une demi-heure, on obtient une quantité d'urine montant jusqu'à la division 5 de l'albuminimètre d'Esbach : environ 7 centimètres cubes.*

Le milieu vésical est sanguinolent, tandis que le liquide recueilli dans le bassinet est jaune, présentant tous les caractères extérieurs normaux de l'urine.

12 juin 1900. — Intervention. Néphrectomie droite par M. Rafin.

Anesthésie à l'éther. Incision ordinaire sacro-lombaire. On trouve un rein très hypertrophié avec un peu de périnéphrite et quelques adhérences péritonéales assez résistantes.

On place une ligature au catgut Repin sur l'uretère et le pédicule.

L'organe est enlevé. On laisse une mèche de gaze. Suture plan par plan en points séparés, de l'incision sacro-lombaire.

Examen de la pièce. — Macroscopiquement, après incision longitudinale, on trouve une dégénérescence envahissant presque tout l'intérieur de la glande — s'étendant jusqu'au bassinet et au pédicule. Il s'agit nettement d'un néoplasme. La dégénérescence a l'aspect lobulaire des épithéliomas. La tumeur est bien enlevée en totalité. Elle n'a pas encore dépassé les limites de la capsule. — Il est à remarquer que le pôle inférieur du rein n'est pas envahi et qu'en ce point le tissu rénal a conservé son aspect normal. C'est là ce qui explique que la masse offrait plus de développement dans le sens transversal que dans le sens vertical.

13 juin. — A eu de violentes coliques attribuables peut-être à la dyspepsie et à l'usage de la glace. Emission de gaz. Va bien.

Les suites opératoires furent simples.

2 juillet. — Le malade quitte le service.

5 novembre 1900. — Vient se montrer. Va bien. Pas de varicocele. Urines limpides, claires. Augmentation de poids : 6 kilogrammes.

12 juin 1901. — Il y a un an qu'il a été opéré. Il vient donner de ses nouvelles : santé parfaite. Augmentation totale : 11 kilogrammes. Quelques ganglions iliaques.

25 juin 1902. — Revient se montrer. Va bien. On ne retrouve pas les ganglions.

16 juin 1903. — Revient se montrer. Etat général excellent. Le malade est passé depuis son opération de 61 à 73 kilogrammes. On sent quelques ganglions dans l'aine, mais il y en a autant du côté opposé.

Examen des urines avant l'opération (par M. Mérieux). — Les deux urines du capitaine B... ont été examinées. Malheureusement, les quantités par trop minimes (10 à 30 cc.) ne m'ont permis aucun dosage. Il n'y a dans l'une et l'autre urine ni sucre, ni pus, ni hémoglobine. L'urine urétrale contient de l'albumine (0 gr. 20 à 0 gr. 30 par litre). Cette urine a de nombreux cylindres granuleux, de nombreuses cellules rénales et quelques hématies et leucocytes. L'urine ordinaire n'a pas trace d'albumine.

Examen anatomo-pathologique. — « Epithélioma primitif des *tubuli contorti*. Tumeur très maligne, par conséquent, et qui correspond au type le plus habituel des tumeurs épithéliales primitives du rein. »

Juillet 1904. — L'état du malade est excellent. La santé est demeurée parfaite depuis l'opération qui date de quatre ans.

Observation II

Tumeur du rein (?) — Cathétérisme urétéral.

Mme X..., trente-quatre ans, est examinée par M. Rafin le 3 juillet 1901.

Mariée depuis sept ans. Deux enfants vivants (5 et 2 ans). Pas de fièvre après ses accouchements. Bonne santé habituelle. Parfois, depuis dix ans, quelques vomissements causés par des indigestions.

Antécédents spéciaux. — Jamais de douleurs en urinant, — ni de mictions fréquentes. Jamais de jaunisse.

Affection actuelle. — Début fin janvier 1901 par des douleurs au creux de l'estomac, avec des vomissements bilieux, sans irradiations au ventre, ni à la vessie. Ces phénomènes ont persisté trois jours, puis la malade a perdu l'appétit. Son état général s'est aggravé : anorexie. Toutefois, pas de jaunisse, rien dans les urines : pas de sang, pas de sables, ni graviers.

Vers le milieu de février, la malade ressent de la douleur où siège une tumeur. Depuis lors, pas de crises, mais un peu d'endolorissement dans le côté.

Elle a eu une petite crise, il y a peu de temps.

Mictions : Pas de miction la nuit.

Trois ou quatre le jour.

Pas de douleur à la miction.

Urine : limpide.

Pas de sucre, pas d'albumine.

Pas d'hématurie.

Reins et uretères : à gauche, on sent le pôle inférieur du rein légèrement abaissé.

A droite, on sent une grosse masse arrondie, dure, du volume de deux poings, se réduisant mal dans la loge rénale, faisant peu saillie en arrière, même quand on appuie en avant, — donnant cependant un peu de ballottement lombo-abdominal.

Cathétérisme du rein gauche. Il donne en vingt minutes une cuillerée d'urine très claire avec une très minime quantité de sang (albumine en petite quantité, provenant du sang, pas de sucre).

6 juillet. — Il semble que la masse est un peu plus grosse et qu'en avant il y a un point un peu plus mou.

Urine normale.

§ 2. — Du cathétérisme des uretères dans la lithiase rénale

Nous n'avons en vue, ici, que la lithiase aseptique : pyonéphroses et pyélonéphrites calculeuses trouveront leur place dans les infections rénales en général.

Diagnostic du calcul. — A vrai dire, il ne faut pas demander à la sonde urétérale de nous fixer sur la nature lithiasique des accidents rénaux quand la clinique ou la radiographie ne l'a pas fait prévoir déjà. Les cas sont rares, en effet, où depuis l'observation d'Albarran [1] on a pu sentir un calcul de l'uretère par frottement. Il s'agissait là d'un malade chez lequel on avait pratiqué déjà une néphrotomie gauche pour calcul. Devant la persistance des douleurs, Albarran fit le cathétérisme de l'uretère droit : « Après avoir recueilli l'urine, dit-il, je retirai la sonde et j'eus alors, de la manière la plus nette, la sensation d'un calcul qui grattait contre ma sonde, exactement comme on sent parfois dans la vessie un calcul avec un instrument mou. Comme ma sonde se trouvait dans le bassinet et que, en outre, je savais, par l'examen cystoscopique, qu'il n'y avait pas de calcul dans la vessie, le diagnostic de calcul rénal du côté droit se trouvait nettement établi. »

Depuis cette observation, Albarran, Pasteau, Desnos, auraient eu plusieurs fois une sensation analogue de frottement au cours de cathétérisme. Albarran le dit en ces termes :

J'ai eu, moi-même [2], chez trois malades, la sensation caractéristique du frottement rugueux de la sonde urétérale sur un calcul du bassinet : dans les trois cas, la néphrotomie fut absolument confirmative. M. Desnos a pu

[1] Albarran, Congrès d'Urologie, 1897.

[2] Albarran, *Nouveaux procédés d'exploration appliqués au diagnostic des calculs du rein.* Leçon de l'Hôpital Necker, 1899.

aussi sentir une fois un calcul du rein à l'aide de ma sonde urétérale. Lorsque la sonde frotte sur le calcul, on éprouve une sensation fugitive ou, au contraire, assez prolongée, mais en tout cas absolument spéciale qui ne trompe pas C'est toujours au moment du retrait de la sonde et non pendant son introduction que je l'ai obtenue. Malheureusement, ces quelques cas constituent une infime minorité, et je pourrais vous en citer bien davantage où de gros calculs n'ont pas été sentis. Mes deux exemples les plus récents ont trait à des femmes atteintes de pyélonéphrite à qui j'ai fait nombre de fois le cathétérisme urétéral dans le but de laver le rein : l'une d'elles rendit spontanément un calcul qui m'avait échappé ; à l'autre, je pratiquai la néphrotomie et trouvai un énorme calcul sur lequel pourtant la sonde venait bien frotter car, laissée à demeure pendant quelques jours, elle avait marqué son empreinte sur l'écorce phosphatique de la pierre.

Donc, en pratique, il n'y faut pas compter. Il faudrait pour l'obtenir que le calcul, enclavé dans la paroi urétérale, laissât passer la sonde à frottement, — c'est une condition rare et qui, même réalisée, ne donne pas toujours la sensation ainsi que nous venons de le voir.

Rare aussi est le fait, signalé par Kelly, d'écoulement par la sonde de débris uratiques ou phosphatiques[1]. Ce dernier auteur en rapporte cependant trois cas :

1. Malade de vingt-neuf ans, atteinte de pyélonéphrite droite. Pas d'augmentation de volume du rein. Par le cathétérisme et le lavage du rein on ramenait

[1] Kelly, Diagnosis of the renal calculous in the Women (*Med. News*, 30 nov. 1895).

de petites concrétions dures que le microscope démontra formées de parcelles d'acide urique.

2. Une femme présentait une augmentation de volume du rein. On avait pensé à un sarcome ou à un carcinome : le cathétérisme donna des granulations uriques analogues à celles de la maladie précédente.

3. Au cours d'une pyélonéphrite, on fit le cathétérisme. On vit sortir du rein une grande quantité de pus, dans lequel on trouva des amas d'acide urique. De plus, l'œil de la sonde avait emporté un débris uratique.

Kelly, à la suite de ce résultat, essaya de garnir l'extrémité de ses sondes d'un enduit susceptible de prendre l'empreinte du calcul.

Si, maintenant, nous nous reportons à nos observations personnelles, nous n'avons eu dans nos trois cas de lithiase où fut pratiqué le cathétérisme, ni frottement, ni émission de débris de calculs. Cependant, il est probable que,chez le malade de l'observation III, la soude rencontrait le calcul, puisque celui-ci, placé à l'embouchure même de l'uretère sur le bassinet, où il causait la rétention, était déplacé par l'extrémité de la sonde. De même, dans une de nos observation, la sonde pénétrait jusque dans les bassinets, l'un et l'autre remplis de sécrétion et ne fournissant aucune matière.

Dans l'observation IV, le cathétérisme, sans être précis sur la nature lithiasique de l'observation, révélée d'ailleurs par la clinique, nous a du moins renseigné sur le siège exact de l'obstacle. sur le degré d'imperméabilité du canal et sur la nécessité d'une intervention du côté cathétérisé. On tenta de rendre cette exploration thérapeutique. Ce fut en vain, mais ne devait-on pas, avant d'arriver à la néphrotomie, chercher par des moyens plus simples à déblayer l'uretère et à rétablir le cours de l'urine en évitant au malade un schock qui lui fut d'ailleurs fatal. Et,en pareil cas, on conçoit que le cathétérisme pratiqué avec toute l'asepsie que demande la catégorie de malades à laquelle on a affaire alors, doit donner des renseignements précieux au chirurgien qui va pratiquer la néphrotomie et, au besoin, comme nous aurons à y revenir, éviter au malade l'intervention.

1° *Un malade a de la lithiase rénale, quel est le côté atteint ?*

Il n'y a pas d'augmentation de volume de l'un ou de l'autre organe ; la douleur est diffuse et, de plus, on peut songer, même en face d'une douleur localisée au réflexe réno-rénal qui pouvait induire en erreur ; enfin, on a signalé des cas de douleur paradoxale. La cystoscopie alors nous permettra souvent de lever tous les doutes par « l'examen du mode d'éjaculation et par les caractères du liquide qui est projeté dans la vessie » (Albarran). Si la cystoscopie ne suffit pas, on s'adressera au cathétérisme des uretères. Il faut avouer cependant qu'en ce point il ne donnera, comme nous l'avons dit déjà, que des renseignements vagues.

2° *Où siège le calcul ?* A cette question, le siège de l'obstacle à la progression de la sonde, mesuré sur la sonde elle-même, nous sera une réponse assez précise.

Mais avant toute néphrotomie pour lithiase rénale,ce qu'il importe de savoir, c'est l'état fonctionnel de l'autre rein, et c'est là que le cathétérisme nous pourra fournir des données à peu près certaines.

Si l'on n'a pas recours à lui, on ne pourra avoir que des présomptions.

On le fera naturellement précéder de l'examen cystoscopique des uretères. Puis, si cela est nécessaire, on pratiquera le cathétérisme de deux uretères pour recueillir isolément l'urine des deux reins et juger ainsi de la valeur qualitative de l'urine sécrétée par chacun d'eux.

En somme, on peut obtenir, par le cathétérisme urétéral quelques renseignements utilisables pour le diagnostic parfois difficile de la lithiase aseptique.

Ils se résument à la sensation quelquefois perçue d'un calcul — au diagnostic du siège — de l'existence d'une rétention rénale et, dans quelques cas rares, à la vérification de la lithiase par l'expulsion de poussière calculeuse par la sonde.

Mais ces résultats sont-ils assez importants pour faire courir au malade les dangers d'une exploration urétérale ? Ce danger a évidemment été beaucoup grossi. Nous nous sommes déjà expliqué sur ce point.

D'autre part, dans la lithiase aseptique, où la vessie est absolument saine, les dangers d'infection sont évidemment minimes. Aussi, nous semble-t-il que, dans ces cas, le cathétérisme peut être conservé.

Sans doute, le rein calculeux est toujours en imminence d'infection. Ce n'est pas suffisant cependant pour rejeter le cathétérisme ; il suffira simplement de redoubler de précautions, et l'on peut toujours, d'ailleurs, faire suivre l'exploration de lavages nitratés.

En effet, dans ce cas, la séparation paraît insuffisante. Moins encore que le cathétérisme elle ne peut, à elle seule, renseigner sur l'existence de la lithiase ; elle est incapable de révéler l'existence d'une petite rétention rénale ; elle pourrait simplement montrer l'infériorité de l'un des reins dans la quantité et la composition chimique de ses urines. Elle demeure donc ici nettement inférieure au cathétérisme qui, à ce titre, doit lui être préféré.

Observation III.

Lithiase rénale. — Uronéphrose ouverte. — Cathétérisme urétéral. — Néphrolithotomie. — Mort d'urémie.

M. X..., cinquante-cinq ans, est examiné par M. Rafin, le 2 août 1903.

Bonne santé habituelle. Deux crises de rhumatisme articulaire aigu dans sa jeunesse. Père goutteux.

A plusieurs reprises il a eu, à vingt-neuf ans, et depuis cinq ans, des crises de coliques néphrétiques suivies de l'expulsion de graviers rouges ou jaunes. Il a souffert, tantôt à gauche, tantôt à droite.

Depuis environ quinze jours, crises douloureuses à gauche.

De plus, son état général s'est altéré : œdème des jambes, essoufflement.

Il a conservé un grand nombre des calculs expulsés antérieurement.

Etat actuel : Il urine trois à quatre fois la nuit depuis longtemps. Il dort mal. Le jour, la fréquence des mictions, qui ne sont pas douloureuses, n'est pas influencée par la voiture.

Les urines sont limpides. Quantité : 1200 grammes par jour. Traces d'albumine. Urée : 12 grammes, en vingt-quatre heures.

Reins et uretères. A droite : normaux. A gauche : le rein est volumineux et douloureux.

Etat général. — Ce malade a le rein gauche en rétention par un calcul enclavé. Il est en état d'insuffisance rénale, ce qui explique son essoufflement et son œdème.

La crise prend fin peu après, à la suite d'une énorme décharge rénale (trois vases entre 5 heures et minuit).

Dès lors l'état fut assez satisfaisant, mais le rein gauche restait augmenté de volume. En avril 1904, nouvelle crise ayant les mêmes caractères. Cette crise persista pendant quarante jours, avec une seule interruption d'un jour de durée.

En raison de la persistance de cette crise, M. Rafin pratiqua la néphrolithotomie gauche. L'atmosphère rénale était le siège d'une inflammation chronique, le rein gauche était énorme, les calices et le bassinet distendus et, un calcul du volume d'un haricot, appliqué sur l'orifice supérieur de l'uretère, agent de l'obstruction rénale, fut enlevé.

Le malade succomba le jour même.

A l'autopsie, limitée aux reins :

A gauche : sur le pansement, un peu de sang, mais pas dans la plaie, le rein lui-même ne présente que quelques caillots. Rein volumineux, bosselé.

A droite : Le rein est représenté par un calcul qui bouche l'uretère et une poche hydronéphrotique, sans traces de substance rénale.

M. Rafin avait pratiqué le cathétérisme du rein à opérer dans le but de s'assurer que l'agent de la rétention rénale ne siégeait pas le long de l'uretère.

Le cathétérisme de l'uretère droit aurait pu être pratiqué avec la même facilité. On s'en est abstenu pour ne pas se livrer à une exploration qui semblait inutile. Elle aurait cependant montré que l'intervention sur le rein gauche était absolument indiquée, qu'il fallait sans retard libérer un rein qui, seul, assurait et d'une façon très imparfaite la fonction rénale et était destiné à subir des altérations de plus en plus marquées, jusqu'au jour où son obstruction, devenant plus complète, l'anurie se serait produite.

L'épreuve du bleu avait été faite ; nous n'en donnons pas le résultat détaillé. Mais les verres étaient uniformément colorés d'une teinte bleu uniforme. Pas de chromogène. Le bleu n'avait pas une intensité très forte, on pouvait donc conclure déjà qu'il y avait insuffisance. D'autre part, la couleur était demeurée, dans les verres du deuxième jour, telle qu'elle avait été dans les verres du premier.

Observation IV.

Lithiase urinaire. Anurie calculeuse. Diagnostic du siège de la lésion avec le cystoscope. Tentative infructueuse de désobstruction de l'uretère avec la sonde urétérale. Néphrotomie. Mort par schock opératoire. Obstruction bilatérale des uretères. (Communiquée à la Société des sciences médicales de Lyon, le 29 mai 1901).

Le malade, âgé de soixante-six ans, a joui d'une bonne

santé jusqu'environ il y a quatorze ans. A cette époque, il fut soigné pour un mal de Bright : ce diagnostic était basé sur la présence de l'albumine dans une urine limpide, 2 à 7 grammes par jour, l'hypertension artérielle et le bruit de galop.

Quantité d'urine un peu au-dessous de 2 litres.

Depuis longtemps la rate est très volumineuse.

L'été dernier, pour la première fois, il éprouva une petite colique néphrétique, qui siégeait à gauche. L'hiver dernier, légère hématurie, sans douleur, à la suite d'un peu de fatigue.

Le début des accidents actuels se fit le lundi 21 mai. Coliques néphrétiques, fièvre, insomnie. L'urine diminuait de quantité.

Du jeudi au vendredi matin, 300 à 400 grammes d'urine, laissant déposer un sédiment noirâtre composé de cristaux d'acide urique, d'hématie et de leucocytes.

Du vendredi au samedi, quelques gouttes d'urine et, enfin, du samedi au dimanche, 5 heures après-midi, une cuillerée de liquide sanguinolent.

En même temps que l'anurie se confirmait, les douleurs disparaissaient subitement et complètement le samedi 24, à 1 heure de l'après-midi. Quelques instants avant la suppression des douleurs, le malade déclarait souffrir à gauche, mais il se plaignait aussi de la région rénale droite.

De ce côté, on ne sentait pas le rein et la pression était indolore : elle déterminait à gauche une vive douleur et l'on avait la sensation d'un gros rein.

A partir de ce moment, euphorie très nette. Le malade prend un peu de bouillon et dort bien la nuit.

En raison de la persistance de l'anurie, l'intervention était indiquée. L'anurie datait de deux jours au moins et les antécédents brightiques du malade commandaient une intervention hâtive malgré la tolérance apparente.

Dimanche 26 mars, 5 heures du soir. — *Avant de pratiquer la néphrotomie, on décida de faire l'examen cystoscopique dans le but de reconnaître l'obstacle et de le mobiliser, si cela était possible, par le cathétérisme urétéral.*

L'examen cystoscopique fit reconnaître une prostate avec un lobe médian volumineux, de très légères colonnes vésicales, trois calculs recouvrant l'orifice urétéral droit, du volume d'un œuf de petit oiseau et de petites concrétions de volume minime.

Le cathétérisme de l'uretère gauche fut tenté aussitôt; une sonde à bout rond n° 6 franchit le méat urétéral, mais est presque aussitôt arrêtée.

Le méat urétéral est remarquablement petit. Toutefois. ce n'est pas lui qui arrête la bougie; l'obstacle siège juste au-dessus de lui. Des tentatives répétées ne produisent aucun résultat, même en échangeant la sonde à bout rond contre une sonde à bout conique olivaire.

Il etait donc évident qu'il y avait en ce point un obstacle à l'écoulement de l'urine, rétrécissement ou calcul, et que la sonde urétérale ne pouvait le déloger ni le franchir.

Sous l'action de la sonde urétérale, il s'écoula de l'orifice urétéral, à plusieurs reprises, de petits caillots vermiculaires noirâtres. Après avoir affirmé le siège et la présence d'un obstacle, on décida d'intervenir.

La taille hypogastrique aurait eu rapidement raison de cet obstacle, mais, devant la possibilité d'une autre cause d'obstruction en amont, la néphrotomie eut la préférence.

Néphrotomie lombaire : le rein est amené au dehors après décortication sous-capsulaire, la décortication sous-capsulaire étant rendue très difficile et dangereuse du fait de la périnéphrite fibreuse, qui faisait craindre la déchirure du péritoine ou du côlon.

Incision sur le bord convexe, issue d'une minime quantité de liquide : exploration du bassinet, négative. Après l'incision se produisit une vive hémorragie qui fut très difficile à maîtriser et qui empêcha de pratiquer le cathétérisme rétrograde.

Le malade se réveilla, reconnut les personnes qui l'entouraient, mais il succomba peu après au schock opératoire, attribuable à la perte de sang, à l'affaiblissement produit par la crise qui, pendant une semaine, l'avait empêché de s'alimenter et, sans doute aussi, à des troubles dyscrasiques dus à une albuminurie importante datant de quinze ans.

Les deux reins et la vessie furent enlevés par la plaie opératoire.

On vérifia l'exactitude des constatations cystoscopiques : grosse prostate, trois calculs, débris et légères colonnes.

Rein gauche : poids 200 grammes. Aspect atténué du rein blanc avec plaques rouges. Légère dilatation hydro-néphrotique de peu d'importance ; les calices et le bassinet contiennent du sable urinaire, mais pas de calcul.

Uretère gauche. — On constate d'abord que le méat urétéral est manifestement rétréci. Immédiatement au-dessus, un petit calcul. On en trouve quatre autres de très petites dimensions, non fixés et répartis le long du canal.

L'uretère est, dans son ensemble, un peu plus augmenté de volume, mais on est surtout frappé de son petit calibre extérieur et intérieur au-dessus du calcul le plus bas situé et sur une étendue de 2 centimètres. Il est certain qu'il y a eu en ce point de l'uretérite scléreuse. Un stylet, introduit par voie retrograde, est arrêté au contact même du calcul, mais celui-ci ne peut être refoulé ni en haut, ni en bas.

L'obstacle à l'écoulement de l'urine était donc un calcul de la grosseur d'un grain de blé, siégeant au bas du méat urétéral : ce dernier étant de dimensions plus restreintes qu'à l'ordinaire, n'a pu être franchi par la concrétion.

Rein droit. — Se laisse aisément dépouiller de sa capsule, à peu près le même aspect que son congénère, soit à l'extérieur, soit à l'intérieur après la coupe.

La dilatation hydronéphrotique est à peu près de même importance. Un peu de sable, pas de concrétion. Poids : 220 grammes.

Uretère droit. — Une sonde introduite par voie rétrograde est arrêtée à 20 centimètres du bassinet, dans le quart inférieur, par des concrétions calculeuses occupant une longueur de 1 cm. 50. Au-dessous il est réduit de volume, mais perméable.

A l'examen histologique des reins, M. Dor a trouvé de la néphrite très caractérisée.

Observation IV *bis*.

Pendant que ces lignes sont sous presse, M. le Dr Verrière a l'obligeance de nous apporter une intéressante observation que nous résumons ainsi :

Malade de cinquante-deux ans présente, en novembre 1901, des troubles rénaux et vésicaux.

On la traite à la Charité par des lavages vésicaux au nitrate, qui furent très douloureux.

M. Verrière la voit en novembre 1903. Les urines sont troubles, sanguinolantes, fétides. Le rein droit est gros, sensible, bosselé.

On pense d'abord à de la tuberculose rénale et la traite par des toniques généraux et de l'urotropine. Mais chaque fois qu'elle prend de l'urotropine elle a des douleurs dans le rein droit et fait du sang.

Alors, lavages vésicaux boriqués suivis d'instillations de nitrate d'argent.

La capacité vésicale était alors de 40 grammes.

Un mois après ce traitement, elle engraisse de 2 kilogrammes, reste une heure et demie sans uriner et la capacité est de 100 grammes.

Un mois après, premier examen cystoscopique. (Il n'avait pas été possible d'en faire auparavant). M. Verrière voit alors une vessie uniformément rouge avec de gros platras phosphatiques un peu partout.

Nous passons sur divers examens qui furent faits ultérieurement

Cathétérisme de l'uretère. — M. Verrière tenta un jour le cathétérisme droit. Mais la sonde fut arrêtée à 5 centimètres par un obstacle infranchissable. Vraisemblablement, il s'agissait d'un arrêt par calcul ou débris de calculs. Effectivement, la sonde retirée avait ramené, incrustés, de petits débris phosphatiques dans sa paroi. Ce fait, très rare, signalé seulement trois fois par Kelly, méritait d'être rapporté.

§ 3. — **Du catheterisme des uretères dans le rein mobile, l'hydronephrose intermittente, l'ectopie renale.**

Le diagnostic du rein mobile, si l'on excepte quelques cas rares, n'offre pas ordinairement de grandes difficultés cliniques. Aussi, le cathétérisme des uretères y semble-t-il, *a priori* peu indiqué. Toutefois, il a son utilité, moins dans la recherche de la ptose rénale elle-même que par les renseignements qu'il pourra donner sur ses complications, sur l'existence ou la non-existence d'une rétention rénale.

Dans nos observations personnelles, les seules auxquelles nous nous reporterons dans ce chapitre, le cathétérisme fut pratiqué chez six malades. Nous faisons remarquer, en passant, que pas un ne fut incommodé par l'opération ; aucun n'eut la moindre élévation de température, soit immédiatement après le cathétérisme, soit dans la nuit.

C'est dire une fois de plus que, chez des malades aseptiques une exploration urétérale aseptique est sans danger.

Aussi pourra-t-on se considérer le droit de sonder un uretère de rein mobile toutes les fois qu'on aura besoin de le faire, soit pour se renseigner sur l'existence d'une rétention, soit pour se rendre compte si la douleur éprouvée par le malade dépend bien d'un rein mobile et, partant, de l'indication opératoire qui en dépend.

Or, le cathétérisme peut nous donner simultanément ces renseignements :

1° *La cause de la douleur dans le rein mobile peut être indiquée par le cathétérisme.*

On a discuté beaucoup sur la douleur du rein mobile. On sait que les crises ont été attribuées par Dietl, par Nollet, à un étranglement rénal avec péritonite circonstrite, par Landau à une compression, à une torsion de la veine rénale ; par Terrier et Baudoin à une rétention passagère de l'urine dans le bassinet par coudure de l'uretère, c'est-à-dire à une hydronéphrose intermittente. Cette même opinion est soutenue par Le

Dentu et Tuffier qui font jouer un rôle important à la congestion.

On ne peut guère nier que la rétention et l'hydronéphrose jouent un rôle important dans la pathogénie des accidents du rein mobile.

Les constatations anatomo-pathologiques de MM. Terrier et Baudoin, les expériences de Sinitzine et d'Albarran en sont des preuves peu discutables. Sinitzine, sur un malade atteint d'atrophie de la vessie, a pincé les uretères et déterminé par cette oblitération momentanée des douleurs analogues à celles du rein mobile. Albarran, en distendant le bassinet par du liquide introduit par une sonde urétérale, est arrivé aux mêmes résultats.

Il n'est pas nécessaire que la rétention soit importante comme volume pour amener des phénomènes très pénibles.

MM. Michon et Pasteau, dans une communication au Congrès international de médecine (Paris 1900), ont mis ce fait en lumière en publiant 15 cas dans lesquels la rétention variait de 7 à 40 centimètres cubes et était attribuable à la ptose, ou à des valvules ostiales de l'uretère ou à des courbures.

On peut penser avec raison que, si la néphropexie donne assez souvent de remarquables résultats dans le rein mobile (et nous en avons observé récemment plusieurs cas pleins d'intérêt sur des malades de nos maîtres M. Goullioud et M. Rafin), c'est qu'elle redonne à l'uretère sa direction normale, qu'elle supprime ainsi la rétention et la distension (obs. VI, VII (?), VIII).

Cependant, la rétention n'explique pas seule tous les accidents.

Albarran a publié plusieurs cas de rein à crises douloureuses, sur lesquels on ne put, pendant l'opération, constater de rétention. Nové-Josserand (*Lyon méd.* 1898) a publié une autopsie de rein à crises douloureuses sans trouver d'hydronéphrose. De plus, Albarran fait remarquer que l'urine retenue parfois en faible quantité ne suffit pas à expliquer les énormes polyuries que l'on observe chez certains malades.

Quoi qu'il en soit de ces faits d'exception, il semble admis aujourd'hui que, au moins dans grand nombre de cas, la sensibilité du rein flottant est surtout due à la distension du bassinet et de l'uretère.

Le Dentu et Delbet (*Ann. de Guyon*, 1901, p. 17), en rapportent une observation d'une remarquable netteté. Il s'agissait d'une malade atteinte de rein mobile avec rétention d'une minime quantité de liquide. Nulle autre cause que la rétention ne pouvait expliquer les crises douloureuses, sauf la congestion, cause ou effet de la rétention elle-même. « Il est à remarquer, disent ces auteurs que, dans notre cas, ce sont surtout les causes amenant la congestion du rein qui provoque les crises : ce n'est pas après la marche, les fatigues qu'apparaissent les douleurs ; au contraire, la marche semble éloigner les crises : c'est au moment des règles, c'est-à-dire à un moment où les organes génito-urinaires sont le siège d'un afflux sanguin ; c'est dans la nuit, sous l'influence de la chaleur du lit, etc., que les phénomènes éclatent. La rétention joue son rôle. *Le cathétérisme a soulagé la malade qui, au moment où la sonde a pénétré dans le bassinet, déclare que la douleur a été enlevée instantanément comme avec la main.* La pathogénie nous paraît la suivante : petite rétention au début, puis encore, congestion provoquée par la rétention.»

M. Adenot[1] en a publié un cas analogue à la Société des sciences médicales de Lyon. Une malade de soixante-dix ans, avait un rein mobile droit avec de violentes crises douloureuses. M. Adenot luifit deux fois le cathétérisme des uretères, ayant d'abord songé à une rétention rénale. Le cathétérisme vérifia en effet cette hypothèse : il s'écoula par la sonde un jet continu de 40 à 50 grammes d'urine auquel succéda l'écoulement normal par éjaculations intermittentes de quelques gouttes. La malade fut notablement soulagée et réclama à nouveau le cathétérisme.

Kelly, dans un cas très démonstratif au point de vue qui nous occupe, a pu, en provoquant la douleur par une injection urétérale, reconnaître l'origine rénale d'une douleur abdominale[2] :

Il s'agissait d'une femme d'une trentaine d'années, se plaignant de crises douloureuses dans la partie supérieure droite de l'abdomen.

Les caractères de ces douleurs étaient indiqués d'une façon assez vague et, en l'absence d'une crise à laquelle aurait assisté le médecin, les renseignements fournis par la

[1] Dr Adenot, Rein mobile accompagné de crises douloureuses par rétention rénale ; cathétérisme de l'uretère ; amélioration très marquée de l'état général *(Lyon méd.*, 1901, p. 760).

[2] Dr Francis Munch, *Semaine méd.*, 18 février 1903.

malade, tout en faisant penser à des coliques néphrétiques, étaient insuffisants pour qu'on pût établir un diagnostic ferme. Dans ces conditions, M. Kelly décida de provoquer artificiellement une douleur rénale; connaissant la nature de la crise ainsi déterminée, on saurait à quoi s'en tenir sur les attaques antérieures; si, en effet, la malade déclarait cette crise identique avec les précédentes, on serait fixé et l'expérience apporterait un appoint décisif au diagnostic ; dans le cas contraire, le diagnostic aurait cependant fait un pas de plus, en ce qu'il serait possible d'exclure le rein comme point de départ de la douleur.

Voici comment procède M. Kelly : après avoir placé la malade dans la position génu-pectorale, il introduit dans l'urètre l'urétroscope qu'il a décrit et qui porte son nom. Grâce à la position donnée à la malade et à l'air athmosphérique qui pénètre dans la vessie, celle-ci se déplisse et prend la forme d'une cavité réelle qu'il est alors possible d'explorer dans tous ses détails. Pour faciliter cet examen, on opère dans une chambre noire et, avec un miroir frontal, on réfléchit dans la vessie la lumière provenant d'un bec de gaz. Une sonde urétérale est alors aisément introduite dans l'orifice urétéral droit et poussée dans l'uretère. Au fur et à mesure que la sonde pénètre, un aide retire progressivement le mandrin métallique préalablement laissé dans la sonde et dont l'extrémité ne dépasse pas l'entrée de l'uretère. On enlève complètement le mandrin quand la sonde est arrivée à une distance que l'on juge suffisante. Puis on arme la sonde avec une seringue chargée d'une solution stérilisée d'acide borique que l'on injecte très lentement et avec beaucoup de douleur. Il suffft d'ailleurs d'une très faible quantité de liquide pour déterminer la douleur rénale.

La malade, dans le cas où j'assistai à l'opération reconnut bien vite l'identité de cettte douleur avec les cressi paroxystiques dont elle avait souffert antérieurement. Le diagnostic se trouva ainsi tranché; son bien fondé fut d'ailleurs confirmé par une opération ultérieure.

Cette expérience souvent répétée par Kelly, montre bien que le rein mobile souffre parce qu'il est distendu. De même l'observation de MM. Le Dentu et Delbet confirme la douleur par distension et par congestion.

Le rôle de la congestion trouve en sa faveur une preuve dans la maladie de l'observation XI où le cathétérisme a révélé à la fois le sang et la rétention. Et c'est ainsi que dans ce cas, M. Rafin put, après le cathétérisme, poser le diagnostic, vérifié à la fois par l'opération elle-même et par les suites opératoires, de rétention rénale hématique sur rein mobile.

Après la néphropexie : douleurs et hématuries cessèrent brusquement, et, d'autre part, la néphrotomie avait montré qu'il n'existait aucune autre cause d'hémorragie et de rétention.

2° *Le cathétérisme dans le rein mobile révèle l'existence d'une rétention même minime.*

La question du rapport de l'hydronéphrose intermittente et du rein mobile a fait récemment l'objet d'une discussion intéressante à la Société de chirurgie. Déjà, en janvier 1903, M. Bazy soutenait une origine congénitale dans la pathogénie de l'hydronéphro intermittente[1]. La question fut reprise à la Sociét

[1] Bazy, Contribution à la pathogénie de l'hydron intermittente. Bassinets d'uretères des nouveau-nés *chirurgie*, 10 janvier 1903).

chirurgie en avril-mai 1904. Nous n'entrerons pas ici, bien entendu, dans le détail de cette discussion, mais il en ressort deux points qui nous intéressent : la fréquence des rétentions dans les reins flottants et l'utilité du cathétérisme des uretères ou de la séparation endo-vésicale pour les déceler.

Nos observations corroborent d'ailleurs tous ces faits. Dans la plupart de nos observations, en effet, on verra que les éjaculations d'urine par la sonde prennent un caractère irrégulier, avec des intervalles prolongés, caractéristiques d'une petite rétention, tant que le rein est en ptose. Remis en place, il reprend son excrétion normale.

D'autres fois, c'est en introduisant la sonde que l'on vide tout d'un coup la poche urineuse qui s'écoule en un jet presque continu. Le cas de MM. Le Dentu et Delbet, cité plus haut, en est un exemple très net.

« Mais, écrit M. Rafin[1], dans le cas de rein mobile, le déplacement n'est pas fixe ; il s'ensuit que la rétention peut ne pas être permanente.

« Il serait donc nécessaire, ce qui n'est pas toujours possible, d'examiner le malade au moment de la crise douloureuse.

« De plus, les sujets atteints de rein mobile présentent souvent une mentalité spéciale qui fait songer à l'hystéro-traumatisme interne. A dire vrai, il est souvent difficile d'admettre leurs récits, d'accepter sans contrôle leurs assertions. Aussi, serait-il désirable de

[1] M. Rafin, Le cathétérisme urétéral. Communication à la Société nationale de médecine de Lyon (*Lyon méd.*, 29 sept. 1901).

pouvoir vérifier, en dehors des crises, le mode d'excrétion de l'urine et d'objectiver en quelques sortes les symptômes.

« C'est ce qui nous décida à instituer l'expérience suivante dans le but de rechercher les modifications imprimées à l'issue de l'urine par le déplacement du rein provoqué artificiellement.

« Les temps de cette expérience devaient être les suivants :

« Cathétérisme du rein susceptible d'être mobilisé ; vérification de la rétention, puis, étude de l'issue de l'urine, le rein étant successivement déplacé et remis en position normale. »

On sait que, lorsqu'il y a rétention, l'écoulement par la sonde urétérale est interrompu jusqu'à ce que la poche soit vidée ; au contraire, lorsqu'il n'y a pas de résidu dans le bassinet, l'écoulement se fait par éjaculations séparées par un certain intervalle (observations VIII, IX, X).

Dans ces observations, on fait le cathétérisme : l'urine sort de telle ou telle façon, donc il y a ou il n'y a pas rétention. On abaisse le rein et l'issue normale est modifiée. On le remet en place, et l'éjaculation normale réapparaît.

Ainsi, cette étude du mode d'éjaculation permet d'établir la rétention.

A l'état normal, les éjaculations du même uretère ont lieu toutes les 20 ou 30 secondes ; elles sont plus rapprochées si le malade a bu peu de temps auparavant et plus espacées lorsque le rein sécrète peu d'urine. Chez certains malades nerveux, les éjaculations peuvent être très espacées. Albarran les a vues chez une hystérique dont les reins étaient normaux ne se succéder qu'à 3 et 5 minutes d'intervalle.

Chez trois malades atteints d'hydronéphrose, d'uropyonéphrose et de pyonéphrose, Albarran a constaté des intervalles dans les éjaculations urétérales de 3, 5, 7, 10 et même 15 minutes.

Parfois, après des éjaculations très retardées, on voyait de nouveau les jets d'urine urétérale se succéder toutes les minutes.

3° *Diagnostic par le cathétérisme urétéral d'une hydronéphrose.*

Quelle que soit sa cause, l'hydronéphrose, si elle est d'un diagnostic difficile, verra tomber toute hésitation devant le cathétérisme. Par la sonde, en effet, on redressera la courbure urétérale ou bien on précisera le siège d'un obstacle franchissable ou infranchissable.

Pawlick, cité par Imbert, rapporte un cas de volumineuse uronéphrose évacuée par la sonde. Plus de trente fois la même opération fut répétée chez la même malade qui guérit finalement par le port d'une ceinture. Il s'agissait vraisemblablement d'une hydronéphrose par rein mobile.

Plusieurs cas analogues cités par Imbert viennent montrer quelle utilité on peut retirer du cathétérisme employé soit comme moyen de diagnostic, soit même comme manœuvre thérapeutique, dans les cas de grosse rétention.

[1] Albarran, *Ejaculations urétérales intermittentes dans les rétentions rénales* (Congrès de Madrid, 1903).

Mais, là encore, nous pouvons nous poser la question : *la séparation ne peut-elle pas remplacer avantageusement le cathétérisme ?*

Dans la séance de la Société de Chirurgie à laquelle nous faisions allusion tout à l'heure (fin avril 1904), M. Delbet affirmait l'infériorité des séparateurs, Hartmann, au contraire, attaquait le cathétérisme urétéral. Sans avoir la prétention de trancher ce point en litige, il nous semble que le sondage du rein nous donne ici une précision incomparable. Il ne peut pas induire en erreur, soit qu'il évacue la poche, soit qu'il montre l'existence d'un obstacle infranchissable. Hartmann affirme le contraire en s'appuyant sur l'observation d'une de ses malades chez laquelle il avait fait, pour une uronéphrose, une opération plastique sur le bassinet.

Voulant s'assurer par curiosité que le rein fonctionnait bien, il fit faire une séparation des urines avec l'appareil de Luys. A son grand étonnement, bien que la malade ne se plaignît de rien, le côté opéré ne donnait pas une goutte de liquide. Pratiquant alors l'élévation du rein avec la main placée dans la fosse iliaque et ramenée de bas en haut, il vit immédiatement un flot de liquide couler par la sonde. Le cathétérisme des uretères, pensa-t-il, pratiqué dans ce cas, en redressant la courbure, eût amené le même résultat et eût fait croire à une évacuation normale. Objection spécieuse, car, ainsi que nous l'avons vu plus haut, la sonde aurait parfaitement renseigné sur l'existence d'une rétention : nous savons l'importance et la signification du mode d'issue de l'urine par la sonde. Dans le cas de

M. Hartmann, l'urine se serait probablement écoulée, sinon en un jet continu, du moins en une série unique et prolongée de gouttes très rapprochées, ne laissant, de ce fait, aucun donte sur l'existence d'une rétention.

En somme, nous pouvons dire ici ce que nous aurons plusieurs fois l'occasion de répéter encore : c'est que la séparation peut suffire et suffit le plus souvent, mais chez un chirurgien habitué à pratiquer le cathétérisme, celui-ci ne sera ni plus long ni plus difficile.

4° *Diagnostic de l'ectopie rénale par le cathétérisme de l'uretère.*

Nous ne rapportons qu'un cas d'ectopie congénitale du rein où, par les moyens cliniques habituels, il était impossible d'établir un diagnostic ferme. Nous avons relaté en entier cette observation intéressante (obs. V). Dans ce cas, la séparation des urines aurait pu suffire au besoin, à elle seule. Le cathétérisme est venu confirmer, en les précisant, les résultats qu'elle avait donnés.

De plus, il a permis d'établir l'imperméabilité de l'uretère ; il a donc complété les données de la séparation, établissant une fois de plus la vérité de nos assertions précédentes.

Observation V

Ectopie congénitale du rein gauche. — Diagnostic par la séparation et le cathétérisme des uretères.

D... Amélie, quarante-cinq ans, entre à l'hôpital Saint-seph le 15 juin 1903 parce qu'elle souffre dans le bas-ventre.

Antécédents héréditaires. — Père mort subitement à soixante-deux ans. Mère morte d'un cancer de l'estomac à soixante-douze ans. Trois frères et une sœur bien portants.

Antécédents personnels. — Pas mariée.

Réglée à seize ans normalement jusqu'à il y a trois ou quatre ans. Depuis trois ou quatre ans, les règles sont devenues très irrégulières, restant deux ou trois mois sans paraître, puis revenant.

Il y a deux mois, la malade aurait eu une métrorragie de six à huit jours survenue sept semaines après les règles précédentes qui ne duraient habituellement qu'un jour.

Depuis deux mois les règles n'ont pas reparu.

Depuis que les menstruations sont irrégulières, la malade souffre dans le bas-ventre, du côté gauche ; elle dit également souffrir au niveau du creux épigastrique et avoir des palpitations ; les douleurs abdominales s'irradient vers le pli de l'aine gauche et dans la hanche.

Pas de troubles urinaires.

Examen : Rien au palper de l'abdomen.

Toucher vaginal : Col dur et fermé regardant à gauche et en avant ; l'utérus est repoussé en masse à droite. Dans le cul-de-sac gauche on sent une tumeur arrondie, mobile, indépendante de l'utérus, non douloureuse au palper ; la tumeur a environ le volume d'une grosse orange.

Rien à la hanche.

Rien au cœur ni aux poumons.

Pas de température.

Urines : *Albumine.*

Pas de sucre.

18 juin 1903. — Examen de M. Goullioud : Au palper bimanuel, utérus très petit, refoulé à droite ; il paraît absolument distinct de la tumeur abdominale. Tumeur abdo-

minale que le doigt vaginal n'atteint pas, si la main abdominale ne fait pas descendre la tumeur pour la faire plonger dans le bassin; elle parait sièger sur le côté gauche du promontoire.

Son pôle inférieur est situé (si on n'abaisse pas la tumeur), à peu près à deux ou trois doigts au-dessus du pubis.

On sent donc par le simple palper de l'abdomen une tumeur d'ailleurs peu saillante, à gauche de la ligne médiane, faisant peut-être à ce niveau un relief de la paroi de quelques millimètres à peine. La tumeur est aplatie et semble séparée de la peau par des anses intestinales. Son bord supérieur atteint à peu près le niveau de l'ombilic. Son bord inférieur, au contraire, arrive à trois doigts du pubis. Elle pourrait parfaitement passer inaperçue au palper abdominal si on n'était prévenu. Cependant, on remarque qu'en palpant les fosses iliaques on n'a pas de résistance à droite jusqu'au niveau de la paroi postérieure du bassin, tandis qu'à gauche on a beaucoup plus vite une résistance.

Si on appuie sur le bord supérieur de la tumeur, on arrive à l'abaisser et on la sent qui descend alors dans le bassin ; elle ne paraît alors appuyée ni contre la paroi abdominale antérieure, ni contre la paroi postérieure du bassin. On ne sent pas du tout les reins.

19 juin 1903. — SÉPARATION D'URINES : *L'introduction s'est faite facilement. Dans la première partie, rien d'anormal. Dès que les premières gouttes d'urine s'écoulent à droite, on remarque qu'à gauche il ne sort rien, tandis qu'à droite il sort un liquide clair, mais pas parfaitement limpide, par éjaculation normale.*

En somme, presque pas d'urine à gauche, pendant que la séparation remplit le récipient de droite.

Au bout d'un moment, il vient à gauche un peu d'urine, qui a l'air louche, mais en bien moins grande quantité qu'à droite : proportion de 2 à 7 centimètres cubes.

Une seconde séparation faite par M. Rafin n'a donné que de l'urine du rein droit en quantité assez considérable. Les éjaculations nettes se succèdent sans interruption. Il est probable que l'urine sortie à gauche dans la première séparation provenait de ce que l'instrument n'était pas assez relevé et mal en place.

Cathétérisme de l'uretère. — Rien ne vient à gauche, la sonde est rapidement arrêtée, il vient quelques gouttes de sang.

Les faits semblent prouver qu'il s'agit d'un rein gauche en ectopie, probablement congénitale, parce qu'on ne peut remonter le rein, et qu'au contraire, on l'abaisse très aisément jusqu'à le sentir dans le vagin comme une tumeur ovarienne.

On ne pratique pas d'intervention parce que les urines du rein droit sont albumineuses.

Observation VI

Rein mobile. — Cathétérisme urétéral. — Néphropexie.

Mme D..., vingt-huit ans, entre le 4 avril 1901 à l'hôpital Saint-Joseph, salle Sainte-Anne, numéro 5. Pas d'antécédents à signaler, personnels ou autres. A eu deux enfants.

Six mois après son dernier accouchement qui fut normal et remonte à deux ans, elle éprouva de violentes douleurs, sous forme de coliques, dans le ventre et dans les reins. Elle était fréquemment prise de diarrhée qui durait peu et cessait au médicament. Pendant ses crises, les mictions étaient normales, les urines ne présentaient aucun caractère pathologique.

Des troubles gastriques légers apparurent bientôt : pesanteur après les repas, digestion pénible, etc. Elle raconte aussi avoir senti, un jour, comme « la chute d'une boule dans la ventre. Elle devint sujette au vertige, s'alimentait peu et s'amaigrissait.

Il y a deux mois, un médecin consulté lui dit qu'elle avait les reins flottants et lui conseilla le port d'une ceinture de Glénard et le repos au lit.

Le repos amena une amélioration sensible dans son état : elle continue néanmoins à souffrir des reins.

Actuellement, elle se plaint de douleurs lombaires et non de douleurs abdominales.

Elle dit être très nerveuse et avoue même plusieurs crises hystériques franches (boule œsophagienne, perte de connaissance) provoquée par des émotions vives.

Son abdomen est souple et ne présente pas d'éventration. Dans la fosse iliaque droite on sent le cæcum rouler sous forme d'un gros boudin.

L'exploration bimanuelle des régions lombaires révèle :

A droite : rein mobile, flottant, descendant très bas et pouvant être saisi et immobilisé par la main.

A gauche : néphroptose également, mais moins accusée. On sent simplement le pôle inférieur.

Elle ne souffre pas, en ce moment, de troubles digestifs bien nets ; elle accuse simplement de l'anorexie ; la langue est humide et rosée. Pas de constipation, plutôt de la tendance à la diarrhée. Estomac dilaté, clapotage et succussion gastrique des plus nets.

Le foie présente une matité normale. Elle n'a pas eu d'ictère.

Rien du côté de la rate.

Le toucher rectal n'offre rien d'utérin ou d'annexiel. Pas de pertes blanches ou rouges.

Au point de vue pulmonaire, elle tousse un peu, elle aurait eu une petite hémoptysie il y a une quinzaine de jours.

Rien au cœur.

Au point de vue nerveux : quelques zones d'hyperesthésie abolition du réflexe cornéen, mais non du réflexe pharyngien.

Pas de température.

Urines normales.

CATHÉTÉRISME URÉTÉRAL DU CÔTÉ DROIT. — *Aussitôt après l'introduction dans le bassinet, il s'écoule rapidement une petite quantité d'urine. Y aurait-il un peu de rétention ?*

L'écoulement de l'urine se fait par éjaculations espacées de huit à douze secondes, de huit à quinze gouttes chacune. Mais il est impossible d'abaisser le rein, de sorte que l'expérience que nous avons coutume de faire en pareil cas n'aboutit pas.

18 avril 1901. — Néphropexie : Trois fils de catgut chromique double fixent le rein. La fixation n'est pas faite très haut, car il n'y a pas de loge pouvant recevoir aisément le rein sous le foie. Le rein est normal, l'atmosphère celluleuse peu développée, l'uretère est peut-être un peu large.

Suture aponévrotique au catgut chromique en un seul plan.

Guérison par première intention.

OBSERVATION VII

Rein mobile. — Néphropexie,

B... Claudia, vingt-sept ans, entre à l'hôpital Saint-Joseph, le 3 janvier 1903.

Pas d'antécédents particuliers.

Il y a sept ans, accouchement, à la suite duquel la malade a constamment souffert du ventre.

Menstruation normale.

Les douleurs abdominales se sont aggravées depuis trois mois environ et se sont compliquées de douleurs continuelles dans la région rénale droite. La malade a eu, il y a un mois, une crise douloureuse, qui a duré vingt-quatre heures, pendant laquelle elle a uriné normalement: les douleurs s'irradiaient dans la vessie et s'accompagnaient d'envies fréquentes d'uriner; pas de sang dans les urines.

D'ordinaire, chaque jour elle souffre du ventre, comme si elle voulait accoucher.

A la palpation, les deux reins sont douloureux.

Le rein droit paraît abaissé et mobile.

Depuis quatre mois, troubles digestifs variés : anorexie, vomissements fréquents, crampes d'estomac.

Mictions : deux ou trois fois par jour, aucune la nuit.

Urines limpides, sans sucre ni albumine.

3 janvier. — On ne sent ni le rein droit, ni le rein gauche.

Cathétérisme urétéral droit :

Sonde poussée jusqu'au voisinage du bassinet ; pas de rétention rénale ; l'éjaculation a lieu immédiatement après l'introduction de la sonde.

5 janvier. — Le rein droit est mobile au troisième degré.

20 janvier. — *Néphropexie.* Les points de catgut chronique.

26 juin 1903. — On ne sent pas le pôle inférieur du rein droit,

Souffre moins de cette région, mais a toujours des envies de vomir.

Observation VIII

Rein mobile. — Hydronéphrose intermittente (?)
Cathétérisme urétéral. — Néphropexie.

F... Marguerite, soixante-dix-sept ans. Entre pour « douleurs dans le côté droit », le 4 mars 1901.

Rien dans les antécédents héréditaires.

Personnellement, pas de maladies jusqu'à quatorze ans ; à ce moment elle eut des « crises névralgiques ».

Au niveau de l'hypocondre droit, considérées comme des coliques hépatiques et traitées par l'eau de Vichy, ces crises douloureuses se sont répétées à dix-neuf et à vingt-deux ans.

Menstruation régulière; pas d'enfants; pas de fausse couche.

Depuis six ans, elle a souvent des crises analogues à celles qu'elle avait pendant son enfance. Ces crises durent environ vingt minutes, avec irradiations dans les lombes et les épaules ; la malade aurait remarqué quelquefois la présence d'un fin gravier dans ses urines (?) Au moment des crises, elle n'urinait presque pas, surtout la nuit. Quelques vomissements bilieux au moment des accès. Jamais d'ictère.

Depuis six mois, l'état a empiré. La malade fait une longue description de ses maux : douleur dans le côté droit, dans l'intestin ; elle parle de rein flottant, etc.

N'est jamais restée un jour sans uriner.

A l'entrée. — Pas de troubles gastriques, langue rosée, humide.

Abdomen souple, pas ballonné. Rien du côté du foie, de la vésicule, des intestins.

A droite, on sent le pôle inférieur du *rein* ; on ne sent rien à gauche. La palpation est très douloureuse.

Ni constipation, ni diarrhée.

Rien au cœur; tousse un peu depuis quelque jours. Rien à l'auscultation.

Névropathe; pas de température.

Bon état général.

Les urines ne contiennent ni sucre ni albumine.

6 mars. — *Cathétérisme urétéral* du côté droit.

D'abord issue d'urine par éjaculation de 4 gouttes, toutes les 30 à 35 secondes.

Après abaissement du rein à la main, écoulement irrégulier, en général une goutte à la fois toutes les 10, 15, 20 secondes, puis, la réduction faite, toutes les 10, 12 secondes très nettement par 4 gouttes.

12 mars. — Opération, *néphropexie*. Pas de poche hydronéphrotique, le rein est fixé par trois points de catgut chromique double, en barreaux d'échelle (Guyon).

20 mai. — La malade revient se montrer. Urine un peu louche. Cicatrice solide. Le rein n'est pas perceptible. Elle déclare souffrir et montre comme siège de la douleur la région de la vésicule biliaire.

24 octobre 1901. — A souvent dans l'abdomen des douleurs s'irradiant un peu partout ; a quelquefois des vomissements glaireux. Le ventre est sensible à la pression. Les selles sont constituées par de gros paquets de glaires.

Elle a eu comme auparavant des crises douloureuses violentes dans le côté droit.

Observation IX

Hydronéphrose intermittente. — Cathétérisme urétéral.

B..., trente-sept ans, vient à la consultation gratuite de l'hôpital Saint-Joseph.

Mariée, pas d'enfants, pas de fausses couches. Bronchite chronique. L'hiver dernier, pleurésie sèche. A la suite de cette affection, la malade a commencé à souffrir dans la région du rein droit ; pour ces douleurs un médecin prescrivit une sangle, que la malade porta irrégulièrement. Dès qu'elle l'eut quittée, les douleurs, recommencèrent avec irradiations dans la jambe et dans la cuisse, et s'étendirent bientôt aux deux régions rénale droite et gauche.

Depuis un an, la malade a maigri beaucoup.

Examen. — Rein gauche mobile (3e degré). La surface est lisse ; il n'est pas très douloureux. Le rein droit est mobile au 3e degré. Il semble plus volumineux, sans dépasser les dimensions normales du rein ectopié.

Sa surface est moins lisse, semble un peu bosselée.

24 mai. — *Cathétérisme urétéral droit* (M. Rafin). *L'orifice urétéral est fendu en bec de flûte, large, rouge. La sonde est peut-être introduite trop profondément ; il faut un moment pour que l'écoulement commence ; il est d'abord irrégulier, c'est-à-dire par gouttes, puis les éjaculations se produisent à des intervalles de 15 à 17 secondes, quelques gouttes s'écoulant parfois entre les éjaculations. Le rein était alors en ectopie au 2e degré. Je le mets en ectopie, 3e degré ; aussitôt l'écoulement s'arrête complètement pendant 3 minutes. Je réduis le rein, il ne s'écoule rien pendant 1 minute 1/2, puis les éjaculations reviennent très régulières. Contre-expérience ; arrêt de 3 minutes, puis, le*

rein étant réduit, 2 minutes après se produit un écoulement de 40 gouttes environ, sans interruption, après quoi les éjaculations reprennent à 20 secondes d'intervalle les unes des autres. Tasse de thé pendant l'examen. Souffrait un peu du rein (sonde trop enfoncée).

Octobre 1901. — Revient se montrer ; dit aller bien. A supprimé sa ceinture. N'a pas voulu se laisser examiner.

Observation X

Néphroptose du rein droit. — Spasmes du psoas. — Cathétérisme urétéral. — Néphropexie du rein droit. — Deuxième séjour : Néphropexie du rein gauche.

Mlle F..., trente-neuf ans, chemisière, entre à l'hôpital Saint-Joseph, salle Sainte-Anne, le 4 mai 1901, pour « rein flottant ».

Antécédents sans intérêt.

Personnellement : Pas mariée, pas d'enfants.

Souffre depuis vingt ans de la région lombaire droite. Elle a toujours uriné normalement, n'a jamais eu de crises douloureuses rappelant la colique néphrétique.

N'accuse pas de troubles digestifs graves.

Il y a six ans, elle a fait, pour sa néphroptose deux séjours d'un mois chacun dans le service du Dr Vinay à l'Hôtel-Dieu.

A son entrée :

Abdomen ballonné. Grosse dilatation gastrique ; clapottage et succussion.

Par la manœuvre de Glénard, on capte facilement le rein droit qui descend tout entier au-dessous des fausses-côtes et atteint presque la fosse iliaque. Cette exploration n'est pas très douloureuse. Elle provoque des secousses rythmiques du psoas (38 par minute).

On ne sent pas le rein gauche.

Au repos, la malade souffre mais moins que debout et pendant la marche. Elle n'a jamais gardé le lit.

Rien aux poumons, ni au cœur.

Perte d'appétit, digestions lentes et pénibles. Pas de vomissements.

Les urines sont limpides, sans albumine, ni sucre.

La malade n'est pas très névropathe.

Elle dit avoir un prolapsus rectal qui n'est qu'un petit polype de la grosseur d'une noisette, très nettement pédiculisé.

Examen cystoscopique : *Petits débris floconneux dans la vessie, bien que l'urine émise semble propre. La vessie étant insuffisamment garnie, de nombreux plis gênent la recherche de l'orifice urétéral. On la garnit avec 200 grammes de liquide.*

Cathétérisme de l'uretère : *L'orifice urétéral qui est du reste large et affecte la forme suivante (en bec de flûte) est aisément cathétérisé. La sonde étant introduite dans le rein, rien ne s'écoule. On injecte alors quelques centimètres d'eau boriquée qui s'écoule d'une façon continue.*

L'écoulement se régularise surtout quand le rein qui, à ce moment, était cependant peu abaissé est refoulé dans sa loge. Alors, il se produit des éjaculations par gouttes, séparées par des intervalles variables, jusqu'à 40 secondes, en moyenne 18, puis le rein étant déplacé, l'écoulement est irrégulier. Les éjaculations se reproduisent à nouveau, le rein étant réduit.

9 mai. — Néphropexie droite, par M. Gouilloud.

20 mai. — Réunion par première intention.

Parfait état local.

Excellent état général.

1er juillet 1901. — Va très bien. Le rein est fixé en très bonne position. Il n'y a plus de contractions du psoas. Ne souffre plus. Urines normales.

27 janvier 1902. — Rentre à nouveau dans le service avec une néphroptose gauche.

M. Rafin pratique une néphropexie de ce côté.

Elle quitte l'hôpital bien guérie.

Observation XI

Rétention rénale hématique. — Rein mobile. — Séparation des urines. — Cathétérisme urétéral. — Néphrotomie. — Guérison.

Madame J..., trente-huit ans, entre à l'hôpital Saint-Joseph le 3 août 1903.

Antécédents. — Rien dans les antécédents collatéraux.

Personnellement. — Réglée à quinze ans, régulièrement mariée deux fois, la dernière à un éthylique. Trois enfants; deux fausses couches. Deux des enfants sont morts, un en bas-âge, l'autre de tuberculose pulmonaire à sept ans. La malade n'a jamais été sondée, excellente santé habituelle.

Actuellement. — Elle entre pour hématuries. Il y a deux mois, au cours d'exercices un peu violents (danse) pendant les règles, celles-ci se suspendirent; et elle urina du sang, sans douleur. Depuis lors, le phénomène a persisté et c'est pour cela que M. le Dr Rigot de Saint-Chamond l'envoya à l'hôpital. Jamais de coliques néphrétiques, pas de douleurs vésicales ou de la miction. Pertes blanches continuelles.

Mictions : Toutes les deux ou trois heures, aucune ou une par nuit.

Pas d'influence de la marche ou de la voiture.

Douleur, nulle.

Urines : Hématurie plus marquée le soir et après exercice, mais continuelle.

L'analyse bactériologique n'a révélé aucun bacille de la tuberculose ; une inoculation sur deux cobayes avec l'urine séparée des deux reins est restée négative.

Reins : Droit mobile au troisième degré, paraissant un peu gros, comme tout rein mobile. On ne sent pas le gauche.

Séparation des urines.

5 août 1903. — Séparation des urines, appareil de Luys. La vessie est très tolérante, sa capacité est de 250 grammes. L'urine totale est sanglante. On obtient de l'urine un peu sanglante des deux côtés, mais plus foncée à droite et en plus grande quantité à gauche.

6 août 1904. — *Cathétérisme urétéral droit. L'urine qui sort par le cathéter urétéral est sanglante, on obtient ainsi d'abord 10 grammes d'urine très sanglante ; puis on élève le cystoscope et il coule aussitôt 20 grammes d'urine également très sanglante. Ensuite l'écoulement de l'urine continue, mais l'urine est peu sanglante. La diurèse abondante et la diminution de coloration de l'urine sont dues à ce que la malade a bu beaucoup de thé au rhum.*

Pendant ce temps on recueille dans la vessie l'urine du rein gauche. Elle est parfaitement limpide et au microscope on n'y trouve pas de pus.

Analyses des urines recueillies par la séparation (Mérieux) :

	Rein gauche	Rein droit
	—	—
Chlorures.	5,27 par litre	5,19 par litre
Phosphates . . .	2,20 —	1,40 —
Urée	19,55 —	13,25 —

Il est à noter que le rein gauche avait fourni dans le même laps de temps une quantité d'urine bien supérieure à celle du droit.

12 août 1903. — Opération. Néphrotomie droite par M. Rafin. Incision oblique de l'ongle costo-vertébral à la crête iliaque. Le rein aisément sorti de sa loge. On applique une pince à entérectomie de Doyen sur son pédicule. Avant d'inciser le rein, on l'inspecte, et on lui trouve une apparence normale, il ne présente pas de bosselure. En revanche, le bassinet est nettement dilaté, ce qui vérifie l'hypothèse de rétention rénale, émise avant l'opération. L'uretère ne présente aucun vice d'implantation, aucune plicature, aucune adhérence. Le rein est alors incisé sur son bord convexe, d'une façon presque complète : on ne voit rien d'anormal à la coupe. Le doigt pénètre dans la petite poche que forme le bassinet, l'explore de même que l'orifice urétéral et ne constate ni calcul, ni tumeur, ni éperon.

La pince du pédicule est enlevée. Il se produit une hémorragie modérée.

On referme le rein par six points de suture profonds et dix points superficiels. Suture des parois musculo-aponévrotique et cutanée, en laissant un drain à la partie extérieure.

13 août. — La malade n'a pas uriné et accuse de violentes douleurs vésicales et rénales. La sonde ramène 1200 grammes d'urine sanglante, le matin, et 700 grammes le soir.

1 litre de sérum.

14 août. — Matin, lavage de la vessie, nombreux caillots.

Soir, la malade expulse de nombreux caillots, l'aspiration est nécessaire pour vider la vessie.

19 août. — Il s'est produit, probablement par voie ascen-

dante de l'infection, une ouverture de petits foyers purulents en agissant par décollement de la suture.

20 août. — Mieux sensible. Les points de suture paraissent tous avoir suppuré. La suppuration en avant et en arrière du rein semble tarie.

Mictions fréquentes, urines louches mais pas hématiques.

25 août. — Avec anesthésie on ouvre une poche suppurée au pôle inférieur du rein, drainage et pansement.

Mieux du côté de la vessie.

15 août. — Nouveaux lavages et opération. Cette fois il ne sort pas de caillots. Mais, pendant le lavage, la malade éprouve une douleur dans le côté droit et il sort aussitôt par la sonde de petits caillots.

Un cathétérisme donne des urines à peu près claires, mais la toute dernière partie est troublée ; leucocytes, rares hématies. La plaie suppure abondamment.

Etat général meilleur.

11 septembre. — Mieux continu, la température, le soir, atteint 39 degrés. Les urines sont jolies, claires. Même état de la plaie.

19 septembre. — La malade a, par sa plaie, une abondante hémorragie qui donne beaucoup d'inquiétude, toujours de la fièvre. Urines purulentes.

Fin octobre. — Les urines sont restées purulentes, et les mictions fréquentes et un peu douloureuses. La fièvre a persisté quoique atténuée jusqu'au 27 octobre. Ce jour, elle disparaît un peu brusquement.

2 novembre 1903. — Exeat. N'a plus eu de fièvre. La plaie est cicatrisée. L'état général est bon.

La malade ne souffre plus en urinant. L'urine s'est améliorée d'une façon très considérable. Elle est cependant encore un peu trouble (tenir compte qu'elle n'a pas été recueillie à la sonde et que la malade a des pertes blanches). 1 à 3 mictions la nuit, suivant le moment; elle peut rester quatre heures sans uriner.

Au microscope, débris, cellule de pus et quelques hématies.

Un peu d'albumine.

Le rein semble bien fixé.

§ IV. — Le cathétérisme des uretères comme moyen de diagnostic dans les lésions rénales infectées.

TUBERCULOSE URINAIRE — LITHIASE SUPPURÉE
PYÉLONÉPHRITES.

Nous présentons ici trois observations de lithiase suppurée, quatre de pyélonéphrites et dix cas de tuberculose urinaire où le cathétérisme nous donna souvent de précieux renseignements.

Ce chapitre intéressant de notre sujet aurait mérité un développement complet. Nous regrettons que le temps ne nous ait pas permis de le faire.

La question du diagnostic précoce de la tuberculose urinaire, de son origine rénale ou vésicale, de ses indications opératoires, intéresse vivement, à l'heure actuelle, tous les chirurgiens. Les indications du cathétérisme des uretères y sont encore discutées, et c'est là que les adversaires de la méthode l'ont particulièrement attaquée. Cette question fut l'objet d'une discussion intéressante, et parfois vive, à la Société de chirurgie (mai 1900). Bazy, l'adversaire français du cathétérisme, s'appuyant sur Israël, son adversaire allemand, a fait ressortir les dangers de cette exploration. « Pour le cas particulier de la tuberculose urinaire, dit-il, j'y aurais recours dans les cas où il est absolument indispensable, et encore sans grand enthousiasme. »

« En somme, je ne crois pas que le cathétérisme explorateur de l'uretère tranche toujours et impunément le diagnostic de la latéralité des lésions rénales tuberculeuses, etc. »

Albarran est venu ensuite apporter, pour la défense du cathétérisme, des faits et les statistiques les plus probantes. « Je termine, dit-il, en répétant que le cathétérisme urétéral nous permet, dans presque tous les cas, de reconnaître facilement et sans aucun danger l'état des deux reins. »

Quoi qu'il en soit, nous appuyant seulement sur les dix observations personnelles que nous publions ici, il nous paraît que c'est dans la tuberculose rénale surtout que le cathétérisme urétéral sera le plus nettement indiqué et rendra les plus signalés services :

1° Le cathétérisme établit le siège rénal ou vésical de l'infection.

Étant donné un malade dont les urines sont purulentes, il s'agit de savoir d'abord d'où vient le pus ? De la vessie ou du rein ?

Les procédés cliniques sont ici souvent infidèles. — La séparation ne peut non plus répondre d'une façon certaine. En effet, à supposer que le séparateur donne d'un côté de l'urine purulente, de l'autre de l'urine normale, cette urine trouble peut venir de *lésions vésicales unilatérales* ou du rein correspondant.

Si maintenant l'urine est trouble des deux côtés, *a fortiori* sera-t-il impossible de savoir la part qu'y prend la vessie ou le rein. — Quels que soient les lavages vésicaux qu'on aura faits avant l'opération (on sait combien il est difficile de laver à fond une vessie), on pourra toujours penser que la lésion est vésicale.

Dans ce cas, on ne doit pas hésiter à s'adresser à la cystoscopie. Le plus souvent celle-ci nous révélera, en même temps que l'état pathologique de la vessie, en général, de fortes présomptions sur la localisation rénale. L'examen des orifices urétéraux, en effet, constitue déjà par lui-même un élément important de diagnostic. C'est ce que l'on a décrit (Genwick) sous le nom de *méatoscopie urétérale.*

2° *Le cathétérisme établit la localisation gauche ou droite, ou bilatérale de la lésion.*

Lorsque, d'après les données cliniques, d'après l'examen de l'orifice urétéral, on suspecte fortement un rein, on est en droit de le cathétériser. On commencera par enfoncer la sonde à quelques centimètres seulement, puis on recueillera par la vessie l'urine de l'autre rein. Alors, de deux choses l'une, ou bien cette urine du rein supposé sain sort claire par la vessie ou elle sort trouble. Dans le premier cas, on sera fixé et on contrôlera d'autre part, par l'examen cytologique et microbiologique cette première donnée. Dans le second cas, on pourra cathétériser à son tour le rein opposé,

Nous devons signaler ici une méthode applicable aux lésions rénales infectées. Elle consiste à cathétériser l'uretère du côté reconnu malade, soit par la méatoscopie urétérale, soit par une séparation préalable, soit enfin par la clinique.

La sonde urétérale étant maintenue en place, on recueillera dans la vessie l'urine du côté supposé sain.

Dans le cas où ce dernier fournirait de l'urine pathologique, on pourra alors le cathétériser à son tour.

3° *Le cathétérisme renseigne sur l'état fonctionnel du rein supposé sain.*

C'est là le point capital. Mais là se pose une question actuellement très débattue par les urologues qui s'occupent de cathétérisme : Est-on en droit d'introduire un cathéter dans l'uretère d'un rein supposé sain ? En d'autres termes, y a-t-il grand danger à le faire ? Sur ce point litigieux, nous publions les opinions de quelques maîtres de l'urologie.

Ces opinions sont variables et il est difficile de pouvoir poser une ligne de conduite déterminée.

Nous ajouterons cependant que, étant donné l'importance du renseignement que l'on demande à cette manœuvre, les cas très rares d'infection que l'on a pu signaler, et enfin les moyens que nous avons à notre disposition à titre de traitement, préventifs, on a tout pouvoir nous semble-t-il de faire pénétrer une sonde dans l'uretère.

En s'entourant de toutes les précautions possibles, nous croyons que le danger que fait courir au malade le cathétérisme doit céder le pas à l'importance des renseignements qu'il doit donner.

L'urine une fois recueillie, il est de toute nécessité d'en pratiquer l'examen chimique et bactériologique.

En agissant ainsi, nous n'avons jamais vu, et on peut s'en rendre compte par les observations suivantes, les renseignements fournis par le cathétérisme ne pas être rigoureusement contrôlés par l'intervention ou la vérification anatomique.

Nous n'avons eu en vue, dans les lignes qui précèdent, que l'infection tuberculeuse. Les indications du cathétérisme sont les mêmes et ses résultats identiques dans les infections d'autre nature.

Observation XII

Pyélo-néphrite double. — Néphrotomie gauche. — Cathétérisme urétéral bilatéral. — Mort. — Autopsie.

B... M., vingt-trois ans et demi, entre à l'hôpital Saint-Joseph, le 27 juillet 1903, pour *cystite.*

Blennorragie au mois d'octobre 1902, pas de syphilis.

Jamais de coliques néphrétiques. N'a jamais uriné ni sable, ni gravier.

Début de la maladie au mois d'octobre 1902, par de la pollakiurie et des douleurs à la miction ; depuis un cathétérisme pratiqué par le Dr X..., le 16 décembre 1902, les urines sont troubles.

Au mois de février 1903, hématuries terminales.

Traité du 15 mars au 9 avril, à l'Antiquaille, par des lavages boriqués.

A l'entrée, le malade urine tous les trois quarts d'heure le jour, et toutes les deux heures la nuit.

Douleurs vives au commencement et à la fin de la miction.

Urines (épreuve des deux verres) : premier verre plus trouble que le second. Pas d'odeur.

Réaction acide.

Gros disque d'albumine. Pas de sucre.

Quantité par vingt-quatre heures, égale 3 lit. 500.

Urètre : une boule numéro 16, passe avec assez de facilité. La sonde Nélaton 14 passe facilement.

Capacité vésicale égale 40 grammes.

14 octobre. — *Cystoscopie.* Pas de calcul, ni de tumeur.

Rein gauche perceptible à la palpation.

Pas de retard dans l'élimination du bleu de méthylène.

30 octobre 1903. — Tentative de *séparation d'urine.* Aucun résultat. Au début, il est venu, du côté gauche, une goutte de pus pur, puis il ne s'est écoulé de l'urine ni d'un côté, ni de l'autre malgré une longue attente.

Le séparateur sorti, on met une sonde, il sort une cuillerée à café d'urine trouble; en somme, la séparation n'a rien donné parce que le malade n'a pas fait d'urine.

14 novembre 1903. — *Cathétérisme urétéral bilatéral,* sous anesthesie. Il vient de l'urine purulente des deux côtés.

15 décembre 1903. — *Néphrotomie* l'incision du rein n'y fait pas constater de pus. Hémorragie légère.

27 février 1904. — Nouvelle intervention sur le rein gauche. Le rein présente à sa surface deux petits abcès que l'on incise.

20 mars. — Incision d'un abcès de la fesse gauche, d'où il s'écoule une grande quantité d'un pus très fétide. Cet

abcès semble être à point de départ rénal. On introduit dans la plaie un gros drain, qui pénètre très profondément dans la fosse iliaque. L'origine rénale ne semble pas douteuse.

2 juin. — Le malade se plaint du côté droit ; on découvre en faisant le pansement, une grosse saillie fluctuante de ce côté.

Juin 1904. — *Opération.* — On ouvre, dans la région lombaire droite, une énorme collection, remplie de pus un peu vert, sans odeur ; elle s'étend en bas dans la fosse iliaque ; en haut, vers le rein ; en dedans, elle a dénudé les vertèbres, mais on ne peut savoir d'où elle vient.

11 juillet 1904. — L'état général est très mauvais, le malade est émacié, les extrémités sont froides. Diarrhée.

Meurt dans la soirée du 18 juillet.

17 juillet. —, *Autopsie.*

Rein gauche : petit, à surface irrégulière, mamelonnée, sillonnée de brides. A la coupe, tissu atrophié, scléreux. Le bassinet est dilaté. On ne trouve pas de pus.

Rein droit : gros, blanc, présente des points ramollis, d'où l'incision laisse écouler du pus. En un point correspondant au tiers supérieur de la face postérieure, on constate une ulcération qui conduit dans une poche assez grande, vide de son contenu, laquelle a dû s'évacuer spontanément dans la fosse lombaire.

A la coupe, tissu épaissi, pâle, où il est impossible de distinguer la substance corticale de la substance médullaire. On constate deux zones triangulaires, disposées en forme d'infarctus remarquables par la présence de points blancs, gros comme des lentilles, ayant l'aspect et la consistance caséeux.

Est-ce de la tuberculose?

On envoie à l'examen histologique.

Uretères et *vessie :* rien de particulier.

Observation XIII

Pyélonéphrite gauche coli-bacillaire. Le cathétérisme urétéral localise la lésion et montre que le rein droit est sain.

Mme X..., quarante-six ans, est examinée par M. Rafin, le 23 février 1904.

Antécédents généraux. — Un enfant mort de fièvre typhoïde; un autre de vingt-trois ans, bien portant.

Antécédents spéciaux. — Elle a eu une déchirure complète qu'opéra Laroyenne. Elle fut sondée pendant quelques jours après.

Pas de coliques néphrétiques. Pas de graviers.

Affection actuelle. — Avant le début de sa maladie, elle urinait une fois la nuit, normalement le jour.

L'affection a débuté brusquement, le 15 octobre 1903, par des envies fréquentes d'uriner et un peu de douleur qui n'est survenue qu'après.

Quand elle souffrait, elle urinait tous les trois quarts d'heure.

La nuit, elle pouvait rester deux heures sans uriner.

Depuis le 3 janvier, elle a eu dix-sept-lavages, pratiqués par son médecin, à l'eau boriquée et bouillie. Une amélioration est d'abord survenue, puis il y a eu deux rechutes.

Fréquence des mictions. — La nuit, deux fois. Le jour, toutes les deux heures. Un peu de douleur à la fin.

Urines. — Presque limpides. La malade dit toutefois qu'elles sont parfois troubles.

Quantité : 2 litres environ.

Analyse : Pas de sucre,

Un peu d'albumine.

Pas d'hématurie.

Urètre. — Périnée. Une boule 19 passe sans sensation de rétrécissement.

Trace de l'ancienne déchirure.

Vessie. — Capacité : 300 à 400 grammes.

Résidu : nul.

Cystoscopie. — Entièrement négative. Orifices urétéraux normaux.

Utérus. — Normal ; annexes : rien.

Reins et uretères. — Non accessibles.

Séparation. — (Appareil de Luys).

Après polyurie provoquée par du thé au rhum, il s'écoule une quantité d'urine considérable (30 grammes en peu de temps). Il semble qu'il y a 2 à 3 centimètre cubes de plus à droite. Au microscope, on trouve quelques rares globules, assez gros, quelques cellules vésicales. Une ou deux hématies. Des deux côtés : éjaculations nettes.

Cathétérisme urétéral droit. — Ecoulement par gouttes séparées, sans éjaculations. L'urine est louche, mais ne contient que des hématies, pas de leucocytes. Donc, il n'y a rien dans le rein droit.

Urine totale. — Dépôt modéré composé de leucocytes isolés ou en amas, avec un amas d'acide urique.

On termine par une instillation de quelques gouttes de nitrate à 5 pour 100.

Etat général. — Assez bon, malade peu robuste.

Elle enverra de l'urine quand elle sera trouble.

11 février. — Elle envoie de l'urine trouble, acide, contenant des leucocytes en très grand nombre.

26 février. — Peut rester parfois jusqu'à six heures sans uriner, puis, après la miction, dix minutes après elle se met à souffrir et, à chaque instant, éprouve un besoin.

L'urine serait trouble.

La malade mange peu, s'affaiblit ; elle n'a pas souffert de la vessie pendant les règles.

27 février. — La malade n'a pas souffert du rein. Légère amélioration de l'état vésical. Urine peu modifiée.

Injection boriquée et trois à quatre lavages nitratés.

5 mars. — On n'a pas fait de lavage hier, aussi se trouve-t-elle un peu moins bien. L'urine n'est pas très sale, mais un peu moins claire qu'avant. Elle supporte moins bien le nitrate.

30 mai. — On a fait une série de lavages.

L'urine est plus claire, mais le soir, après la miction, il y a de la douleur.

La malade est très neurasthénique et c'est la principale cause de sa fatigue.

Analyse bactériologique de l'urine. — On n'a pas trouvé de bacilles de Koch. Abondants bacilles coliformes.

Des cultures aérobies et anaérobies, après vingt-quatre heures d'étuve à 35 degrés, ont donné, surtout les premières, des colonies abondantes de bacilles ayant les mêmes caractères morphologiques que ceux trouvés à l'examen direct.

Une culture de ces bacilles, faite au bouillon ordinaire, a montré qu'ils étaient mobiles, prenaient le Gram, faisaient fermenter la lactose, donnaient la réaction de l'indol, en un mot présentaient les caractères du *Bacterium coli.*

Un cobaye a été inoculé pour la recherche de la tuberculose (13 février 1904).

18 février. — Le cobaye inoculé le 13 avec l'urine dans laquelle on a trouvé du *Bacterium coli* ne présente à ce jour aucun signe extérieur de tuberculose.

L'autopsie n'a permis de relever *aucune lésion suspecte.*

Analyse chimique :

	Urée	Chlorures NaCl	Phosphate	Albumine
	—	—	—	—
Rein droit (33 c. c.)	4,07 p. lit. 0,134 pour 33 c. c.	5,12 p. lit. 0,169 pour 33 c. c.	0,36 p. lit. 0,012 pour 33 c. c.	Traces impondérables.
Rein gauche	4,01 p. lit. 0,129 pour 32 c. c.	5,44 p. lit. 0,174 pour 33 c. c.	0,45 p. lit. 0,014 pour 32 c. c.	Traces impondérables.

Cette urine avait été recueillie après absorption abondante de thé au rhum.

Observation XIV

Pyélo néphrite(?) — Cathétérisme urétéral.

Mlle A..., dix-sept ans, entre le 7 mars 1904 salle Sainte-Marie. Le Dr Leclerc nous l'adresse avec le diagnostic de pyélite.

Antécédents généraux. — Père mort à trente-trois ans de tuberculose pulmonaire.

Quatre frères morts en bas âge d'affection pulmonaire.

Une sœur en bonne santé.

Antécédents spéciaux. — Chlorose à quinze ans.

Pleurésie gauche il y a sept mois.

Bonne santé habituelle.

Jamais de coliques néphrétiques, pas de sables ni de graviers dans ses urines.

Affection actuelle. — Début il y a quatre mois par des douleurs au niveau de la région rénale gauche et pendant la miction. En même temps, pollakiurie ; deux à quatre mictions la nuit, quatre à six le jour. Les urines étaient troubles.

La malade fit un séjour de sept mois et demi à l'Hôtel-Dieu pendant lequel on lui aurait fait une séparation d'urines. On aurait alors trouvé du sang dans ses urines.

Etat actuel. — Mictions : sept à cinq la nuit, quatre à six le jour.

Douloureuses pendant et après la miction.

Urines : Troubles. Quantité en vingt-quatre heures : 12 à 1800 grammes.

11 mars. — Urine à peine louche, recueillie par la sonde.

Vessie : Capacité vésicale 160 grammes.

Cystoscopie : rien, orifices urétéraux normaux.

Reins. — Le rein gauche n'est pas senti. Cependant il y a de la douleur dans la région rénale gauche, plus accentuée après la marche, les efforts.

Rein droit : o.

Cathétérisme urétéral gauche. — En treize minutes, il s'écoule 6 centimètres cubes d'urine qui ne laisse à peu près rien à désirer, qui sort par éjaculation. A droite, l'urine semble encore meilleure, puis un mouvement inopportun fait sortir la sonde ; on la remet, mais cette fois il y a du sang.

Quantité : 6 centimètres cubes en quinze à vingt minutes, d'urine qui est sortie par éjaculations.

Il se forme, par repos, un petit dépôt floconneux dans les deux urines. Celui de gauche examiné au microscope, est constitué par de petits grumeaux qui sont formés surtout par des cellules, les unes arrondies, les autres en raquette, les autres sans forme.

On trouve un amas de cellules de pus.

10 mars. — *Séparation des urines* (appareil de Luys). Des deux côtés, l'urine est limpide et sort par éjaculations, en quantité un peu plus abondante à droite.

Couleur identique, ambrée, des deux côtés.

Culot floconneux, semblable des deux côtés.

Cathétérisme de l'uretère gauche : A ce moment, la malade a froid, frissonne, et l'urine sort par éjaculations très abondantes, urine pâle, sans le moindre culot par le repos. (Diurèse due au froid.)

7 avril. — L'état général est bon; la malade part, et reviendra s'il survient quelque accident.

Examen bactériologique des urines. L'examen direct pratiqué sur le dépôt de l'urine totale, traitée par la méthode de Trévitick a montré, après trois lavages et trois centrifugations, quelques formes insuffisamment nettes pour conclure à la présence de bacilles de Koch.

Les cultures aérobies et anaérobies sont restées stériles après quarante-huit heures d'étuve.

Les cobayes inoculés n'ont montré, à l'autopsie, aucune lésion tuberculeuse.

Observation XV

Lithiase suppurée. — Néphrectomie lombaire gauche. Mort. — Autopsie.

B... Jeanne, soixante-cinq ans.

Entrée à l'hôpital Saint-Joseph, le 29 février 1904, pour pyurie.

Pas d'antécédents héréditaires ou personnels particuliers. Mari mort à quarante et un ans de tuberculose pulmonaire. Trois enfants bien portants.

Jamais de coliques néphrétiques, jamais de gravier dans les urines.

Début de l'affection actuelle s'est fait, il y a vingt-trois ans, au moment où son mari avait de la tuberculose pulmonaire. Il s'est manifesté par des troubles vésicaux : pollakiurie (toutes les vingt minutes, la nuit comme le jour), douleurs à la fin de la miction, avec émission de quelques gouttes de sang.

Cet état persista pendant treize ans, puis les douleurs vésicales disparurent. Mais bientôt, apparition de douleurs dans la région rénale gauche ; ces douleurs survenaient d'abord par intermittences ; il y avait toujours un peu de pollakiurie, mais plus de douleurs à la miction. Enfin, depuis le mois de mai 1903, la malade souffre continuellement au niveau du rein gauche.

Depuis trois ans, les urines sont très sales.

A l'entrée, la malade urine trois fois la nuit et trois à quatre fois le jour, la fin des mictions est douloureuse parfois ; les urines sont très sales et laissent déposer des glaires et du pus en abondance. Pas d'hématuries.

L'examen de la vessie ne fait rien constater de particulier.

Reins. — Le rein droit n'est pas perceptible ; le rein gauche est perceptible, augmenté de volume. Pas de réflexe pyélo-vésical.

Cathétérisme urétéral : L'urine du rein gauche est purulente ; pas de rétention rénale.

Examen bactériologique de ces urines (M. Mérieux), 11 mars 1904.

L'examen direct a été fait après traitement du dépôt par la méthode de Trévitick.

Les préparations, colorées par la méthode de Ziehl-Kühn, n'ont montré aucun microorganisme.

Les cultures anaérobies sont restées stériles après quarante-huit heures d'étuve.

Les cultures aérobies ont montré quelques rares colonies constituées par du staphylocoque doré.

Un cobaye a été inoculé pour la recherche de la tuberculose.

Résultat de l'inoculation au cobaye (12 avril 1904) :

Le cobaye inoculé le 9 mars 1904, avec les urines centrifugées, dans lesquelles les cultures ont montré la présence du staphylocoque, ne présentant à ce jour aucun signe apparent de tuberculose, a été sacrifié.

A l'autopsie. aucune lésion tuberculeuse n'a pu être relevée..

Analyse de l'urine du *rein droit* (M. Mérieux), 3 mars 1904 :

(Cette urine est jaune, ambrée, d'aspect normal ; toutefois par repos, il se forme un léger dépôt peu dense, floconneux, qui est constitué par des leucocytes et des débris épithéliaux).

Urine du rein droit (4 cc. 5 d'urine).

	p. litre	p. 4 cc. 5
	—	—
Chlorure (en Na Cl) . .	5 gr. 14	0 gr. 0220
Phosphates (en P^2 gr.^{5}) .	1 gr. 91	0 gr. 009
Urée	22 gr. 40	0 gr. 101
Albumine	Très peu	abondante.

Etat général bon ; appétit conservé.

Souffre de l'estomac et de la région rénale gauche.

Ne tousse pas. Rien aux poumons. Rien au cœur. Pouls 120.

15 mars 1904. — Opération. Néphrectomie lombaire gauche. Anesthésie au Billroth (50 gr.), sans incident.

Incision habituelle. Décortication extracapsulaire très difficile, à cause des adhérences ; pendant ces manœuvres, il y a sans doute déchirure de la substance rénale et on sent une pierre à la face antérieure du pôle inférieur ; on l'enlève. On termine par la décortication intracapsulaire.

On découvre alors un rein bosselé avec des points fluctuants à la surface. Incision sur le bord convexe ; il s'écoule du pus fétide et l'on retire un certain nombre de calculs. On est donc en présence d'une pyélonéphrite calculeuse.

On fait la néphrectomie en raison des lésions étendues qu'a subies le rein pendant les manœvres opératoires.

Le rein enlevé présente dans son parenchyme plusieurs logettes qui contenaient les calculs. Une partie du rein paraît saine et devait encore fonctionner.

Poids des calculs : 22 grammes.

Suites opératoires. — 16 mars. — Urines contiennent des mucosités. Quantité : 900 grammes.

17 mars. — Urines un peu sanguinolentes.

La malade se plaint de souffrir en urinant.

Les pupilles sont un peu contractées. Pas de vomissements. Tousse un peu.

18 mars. — Urines manifestement sanglantes.

La température est montée à 40°2 ; le pouls est très rapide = 160. On donne digitale.

19 mars. — Malade s'affaiblit de plus en plus. Dyspnée. Le pouls reste très rapide et est irrégulier. Urines sanglantes.

20 mars. — Etat stationnaire ; mort dans la nuit.

22 mars. — *Autopsie.* — On enlève les voies urinaires en entier.

Du côté gauche, côté malade, la capsule qui entourait le rein est très épaissie. L'uretère est bosselé par endroit, contourné, de calibre irrégulier ; mais il se laisse bien cathétériser sur toute son étendue.

Du côté droit, on trouve un rein gros (200 grammes), pâle, à capsule très adhérente. A la coupe, il est impossible de reconnaître la substance corticale et la substance médullaire. Les calices sont très dilatés et contiennent quelques petits calculs. Uretère normal.

La vessie contient un peu de pus.

Epanchement pleurétique à gauche.

A droite, côté sur lequel la malade était couchée, le poumon est congestionné, mais un fragment surnage.

Observation XVI

Lithiase phosphatique. — Infection staphylococcienne de la vessie. — Le cathétérisme du rein droit et du rein gauche les montre indemnes de toute infection. — Lavages nitratés des uretères. — Améliorations.

M. G..., trente et un ans, est examiné par M. Rafin, le 7 novembre 1903.

Pas d'antécédents généraux à relater.

Antécédents spéciaux. — Première blennorragie à vingt-sept ans, — dura huit jours, sans complication.

Deuxième blennorragie à vingt-cinq ans. A eu de la cystite (10 mictions par jour) pendant un mois.

Pas d'hématurie, pas d'orchite.

Pas de coliques néphrétiques.

Emissions fréquentes de graviers.

Actuellement, depuis 1898, se plaint d'uriner comme des plâtras, parfois d'assez gros morceaux. Plus il va, plus il en fait.

Se plaint également que sa vision et sa mémoire diminuent.

Il n'a fait aucun traitement local depuis le régiment.

Il apporte un calcul de la grosseur d'un pois, aplati, mou, blanc, qui se dissout dans l'acide azotique.

Etat actuel. — Il a deux mictions la nuit, quatre à cinq le jour. La marche n'influe pas sur les caractères de l'urine. Toutefois, quand il travaille, il est mieux.

Un peu de douleur à la fin de la miction.

Quand il a uriné, il lui arrive d'y retourner un instant après, pour faire un dé d'urine.

Urine : louche, alcaline sans odeur, se clarifiant incomplètement par l'acide acétique.

Se décante bien. Au microscope : débris phosphatiques et quelques leucocytes.

Ni albumine, ni sucre. Pas d'hématurie.

Urètre : Une boule 17 franchit très librement. De même une Nélaton 16.

Vessie : Capacité normale.

Cystoscopie : A gauche, dans un sillon, on aperçoit une pincée de sable blanc. L'uretère droit est normal, l'uretère gauche œdématié. Après un grand lavage, on cystoscope à nouveau, et il ne reste rien.

Reins et uretères : Rien à droite. A gauche, le rein est un peu augmenté de volume. Il est nettement sensible à la pression. Il a remarqué que, depuis six mois, ce côté est sensible et il ne se couche pas dessus.

20 novembre. — *Séparation des urines.*

Après cystoscopie, déblayage de la vessie et cystoscopie secondaire de vérification, on pratique la séparation. Des deux côtés, on a des quantités à peu près égales d'urine sortant par éjaculations. L'urine de droite est plus louche que celle de gauche.

Au microscope, débris amorphes et rarissimes leucocytes à droite. On n'en voit pas à gauche.

Etat général : Troubles digestifs, ballonnement du ventre. Jamais d'aigreurs après les repas.

25 novembre. — Cystoscopie négative. Pas de graviers.

Jusqu'au 19 février, on a fait plusieurs examens, et l'état reste stationnaire.

19 février. — Cystoscopie : On trouve un calcul dans la région du trigone.

Cathétérisme de l'uretère gauche : L'urine sort par

éjaculations et semble absolument limpide. On termine le cathétérisme par un lavage nitraté à 5 pour 100.

20 février. — L'urine est aujourd'hui plus limpide qu'hier, le calcul est parti.

Ci-joint l'analyse bactériologique de l'urine totale recueillie le jour du cathétérisme urétéral et l'analyse de l'urine du rein gauche. Cette dernière a formé un dépôt abondant qui est constitué par des phosphates, de grosses cellules rondes et quelques hématies.

En somme, ce sont les phosphates qui constituent ce dépôt. Ce malade ne fait peut-être pas plus de phosphates qu'un autre, mais il est possible qu'ils se précipitent dans la vessie à cause de l'infection.

Mais on doit faire l'objection suivante : pourquoi se sont-ils précipités dans l'urine du rein gauche qui n'est pas infecté ?

26 mars. — Il y a toujours des débris phosphatiques mais le malade n'a plus émis de gros graviers. Urine assez trouble, très peu modifiée par l'acidification.

Cathétérisme urétéral droit. — Urine limpide, mais il se forme un dépôt flottant d'aspect blanchâtre. Au microscope, on trouve des globules rouges en assez grand nombre et pas de leucocytes. Pourtant le cathétérisme a été bien aisé avec une sonde n° 6 introduite seulement à 4 centimètres. L'écoulement s'est fait par éjaculations très abondantes de 10 à 20 gouttes séparées par un long intervalle.

Après la cueillette de l'urine, on fait une injection d'une seringue de nitrate à 5 pour 100 qui reflue dans la vessie, d'où un peu de douleur. Il ne s'est pas formé de dépôt dans cette urine. Il n'y a pas non plus d'excédent de phosphates à l'examen chimique.

Observation XVII

Lithiase bilatérale. — Hématurie birénale. — Le cathétérisme des uretères montre des lésions bilatérales.

Mlle B..., vingt-deux ans, est examinée par M. Rafin, le 18 juillet 1902.

Antécédents généraux. — Son grand-père a eu de nombreux graviers et des attaques de goutte. Six frères ou sœurs dont un seul a été malade d'une pleurésie.

Antécédents spéciaux. — A eu de l'incontinence nocturne jusqu'à seize ans. Bonne santé habituelle ; aucune affection pulmonaire. Il y a cinq ans, furoncle à l'oreille.

L'année dernière, aurait eu une appendicite : ventre ballonné, pas de selles, constipation habituelle. Pertes blanches avant le début.

Début de la maladie. — Le 20 mars, à la suite de fatigues. Elle a souffert pendant une nuit à gauche, très violemment, avec vomissements bilieux, avec envies fréquentes d'uriner. Les urines n'étaient pas foncées, contenaient un peu d'albumine pendant deux à trois jours. Les douleurs persistèrent un jour, puis elle se reposa huit jours et alla bien.

Quelques jours après, les douleurs reprirent ; elles durèrent trois semaines. Les urines contenaient du sang. Il n'y avait pas de pollakyurie. Elle garda le lit.

Puis, bonne santé, et rechute en mai : douleur à gauche, urine hématique. Repos au lit.

Enfin, nouvelle rechute il y a trois semaines : douleurs toujours à gauche, sang dans l'urine pendant quinze jours, un peu de douleur vésicale, mictions plus fréquentes. Un peu de douleur à droite depuis la dernière crise.

Etat actuel. — Mictions : 1 la nuit, 8 le jour. La marche n'influe pas.

Douleur : nulle.

Urine : hématique ; leucocytes et hématies, ces derniers prédominant.

Inoculation négative. Dans les cultures : *micrococcus ureæ.*

Hématurie : Elle en eut à trois reprises. Le repos au lit l'arrêta au bout de six jours.

Vessie. — Cystoscopie : normale, formation assez nette de toutes petites loges. Un peu de rougeur au voisinage du col. Orifices urétéraux et zones pré-urétérales normaux : jets de sang très nets des deux côtés, plus rouge à gauche.

Reins et uretères. — A droite, on sent le rein abaissé au troisième degré, un peu gros. A gauche, on ne sent à peu près rien, mais la pression est douloureuse, pas de réflexe pyélo-vésical. Quand elle fait un mouvement brusque, elle en souffre. Elle a souffert un peu à droite, lors de la dernière crise, mais très peu.

Etat général. — Affaibli, la température est normale ; prise pendant quatre jours, elle n'a atteint qu'une fois 37°6 le soir.

26 juillet. — Urines troubles. Au microscope : beaucoup de leucocytes, pas d'hématies. L'hématurie est donc moindre.

13 août. — Dans l'urine du jour : ni hématies, ni leucocytes, un peu d'albumines, urines claires.

28 mai 1903. — Jusqu'à il y a trois mois, elle n'avait pas vu de sang, pas de douleurs. Les urines auraient été troubles. Il y a trois mois, crises douloureuses à droite qui ont duré une nuit. Elle a fait probablement un gravier. Depuis lors, elle en a eu un grand nombre : toutes ont été à droite. Elle a expulsé plusieurs graviers.

Rein gauche : très accessible, mobile, non ou peu augmenté, non douloureux.

Rein droit : non douloureux, recouvert par le foie.

L'urine est blanchâtre, laiteuse ; et le lendemain il s'est formé une grosse glaire dans laquelle on trouve quelques globules rouges, de très rares globules blancs.

Le temps nous manque pour relater au complet cette observation, mais voici, succinctement, les renseignements fournis par le cathétérisme :

22 avril. — *Cathétérisme de l'uretère gauche.* — La sonde est introduite à 25 centimètres et alors elle butte. Il ne s'écoule rien pendant quinze minutes environ, et le liquide vésical que l'on retire par la sonde est un peu louche mais nullement coloré par l'urine. On sort le cystoscope en laissant la sonde urétérale et en mettant une sonde dans la vessie. Il ne sort rien non plus. On fait boire la malade et, au bout d'un moment, elle vomit. Il sort aussitôt de l'urine purulente des deux côtés. Celle de gauche est moins abondante et, parfois il vient des glaires qui ont de la peine à sortir. Il y aurait donc bilatéralité, sauf le cas possible d'urine passée entre la sonde et l'uretère.

27 avril. — La malade se trouve un peu mieux. Elle ne vomit à peu près plus. Ce matin le rein gauche était un peu gros, aussi a-t-elle souffert pendant une demi-heure.

Une séparation et un cathétérisme droit ont confirmé l'hypothèse de bilatéralité.

11 mai. — *Néphro-lithotomie du rein gauche par M. Rafin.* — Le rein était plein de calculs volumineux et de pus. L'opération fut laborieuse. La cavité rénale et pyélique fut nettoyée autant que possible. On draina par des mèches.

30 mai. — Mort.

Observation XVIII

Pyélonéphrite suppurée. — Cathétérisme urétéral.

Madame M.... soixante-dix-sept ans. Entre à l'hôpital Saint-Joseph le 9 juillet 1901.

La malade entre pour des douleurs du rein gauche, envoyée par M. le Dr Branche, de Lyon.

Antécédents héréditaires ou consanguins négatifs. — Mère vivante et bien portante : père mort d'affection hépatique.

Antécédents personnels. — Rien dans l'enfance; réglée à treize ans ; légère chloroanémie à dix-huit ans.

Mariée à vingt ans, cinq enfants : deux morts, l'un de méningite tuberculeuse, l'autre de gastroentérite, les autres, sont bien portants.

Accouchements normaux. Pas de cathétérisme antérieur à la maladie actuelle.

Affection actuelle.— Il y a cinq ans, le rein aurait eu une première atteinte. L'affection paraissait consécutive à une métrite assez grave, pour laquelle la malade aurait été soignée. A la suite du deuxième accouchement, la métrite se compliqua de salpingite, puis le rein fut pris à son tour et presque simultanément se compliqua de cystite.

L'affection dura six mois. Depuis cette époque, l'état a été relativement bon, et la malade s'est crue guérie.

Le traitement avait été : salol, santal, nitrate d'argent.

13 février 1901. — A la suite d'un excès de fatigue, la malade aurait pris froid, dit-elle, au moment de ses règles.

Le mal aurait commencé par une tumeur abdominale gauche qui du reste a disparu. Douleurs lombaires très intenses.

Vers le milieu du mois de mars, les urines se troublent

et arrivent finalement à être franchement purulentes ; depuis, la purulence a continué.

Au moment des mictions, la malade souffre davantage; sensation pongitive qui, dit-elle, la force à « pousser comme pour un accouchement, »

Amaigrissement considérable.

Jamais de coliques néphrétiques. La malade est restée couchée depuis le début de sa maladie, elle ne connaît guère l'influence de la marche, de la trépidation, sur sa douleur.

Actuellement. — Etat général assez médiocre : la région abdominale inférieure paraît libre ; pas de douleurs provoquées.

Dans l'hypocondre gauche, la palpation fait sentir une masse dure, énorme, très douloureuse, si douloureuse que l'examen en est difficile. Cette masse s'étend depuis les fausses côtes jusqu'au niveau de l'épine iliaque. En arrière également, on perçoit une masse dure.

Les douleurs sont intermittentes, spontanées ou provoquées, irradiées à la région crurale, à la fesse.

Les mictions ne paraissent pas augmentées de fréquence. La malade se lève une fois à peine par nuit. Les dernières gouttes qu'elle expulse s'accompagnent de sensation de piqûres et de douleurs assez intenses.

Depuis quelque temps, légère oligurie.

Au microscope. — Quelques hématies et nombreux globules de pus.

Si on laisse les urines déposer dans un verre, elles se divisent en deux couches, l'une supérieure liquide, rougeâtre, donne l'impression d'urines hématuriques (cependant, il n'y a pas de nombreuses hématies) ; l'autre inférieure, purulente.

Cathétérisme urétéral. — 12 et 13 juillet.

Avant d'introduire la sonde urétérale, on examine la vessie, on voit alors un tourbillon de pus s'échapper de l'orifice urétéral gauche. Cet orifice est facilement cathétérisé et, par la sonde, il s'écoule un liquide franchement purulent. On a fait deux cathétérismes suivis de deux lavages nitratés du bassinet.

L'urine recueillie ne contenait pas de bacilles de Koch, mais de nombreux bacilles coliformes.

L'inoculation au cobaye est demeurée négative.

La malade quitte le service contre notre gré, le 27 juillet.

Elle est morte peu de temps après. Une inoculation n'ayant pas été faite, on ne peut affirmer qu'il ne s'agissait pas de tuberculose.

Observation XIX

Tuberculose rénale bilatérale. — Séparation et cathétérisme urétéral bilatéral.

P..., Michel, trente-sept ans, entre à l'hôpital Saint-Joseph, le 9 juillet 1904, parce qu'il a de l'albumine dans ses urines.

Pleurésie à l'âge de treize ans. Début de la maladie, il y a deux ans, par de l'œdème des membres inférieurs et de l'albuminurie, ayant suivi une période de douleurs rénales, s'accompagnant d'épistaxis, de céphalalgie et de troubles de la vue.

L'albuminurie a eu des périodes de rémissions, puis elle a de nouveau augmenté progressivement.

Le malade souffre assez souvent des deux reins, avec irradiations dans la vessie, s'accompagnant de besoins impérieux d'uriner.

Depuis le début, les urines sont troubles.

Jamais d'hématuries.

A l'entrée, le malade ne souffre pas ; il urine cinq à six fois le jour, et deux fois la nuit.

Urines : Troubles dans les deux verres. Nombreux leucocytes.

Réaction acide. Pas d'odeur. Quantité : 1.300 grammes.

Vessie, capacité normale.

Reins : On ne sent rien du côté gauche. Du côté droit, on sent peut-être la partie inférieure du rein.

Varicocèle du côté droit. Le testicule droit est plus gros que le gauche, mais il n'y a pas de lésion.

Le malade est pâle et a l'aspect d'un brightique. Pas d'œdème des jambes.

12 juillet 1904. — *Séparation d'urines :* les deux tubes sont troubles.

15 juillet. — *Cathétérisme urétéral bilatéral* : il vient de l'urine louche des deux côtés.

Au microscope : globules de pus. Pas d'hématies, cylindres. Albumine en quantité notable des deux côtés.

Les sondes urétérales ont été enfoncées de 4 centimètres, et l'on a vu des éjaculations très nettes des deux côtés.

Cystoscopie : Vessies normales, capacité vésicale normale.

Examen bactériologique des urines. Les urines du rein droit, celles du rein gauche et les urines totales ont été examinées séparément.

Après centrifugation, les dépôts ont été examinés au microscope, après coloration des préparations par la méthode de Ziehl. On n'a vu ni bacilles de Koch, ni autres microorganismes.

Les cultures aérobies et anaérobies n'ont pas poussé après vingt-quatre et quarante-huit heures d'étuve à 35 degrés.

Trois cobayes ont été inoculés respectivement avec les trois urines.

Analyse des urines des deux reins :

(M. Mérieux.)

	Rein droit.	Rein gauche.
Chlorures en NaCl	6,96 par litre.	6,14 par litre.
	0,021 — 3 cc.	6,012 — 3 cc.
Phosphates P^2O5	1,45 — litre.	1,22 — litre.
	0,004 — 3 cc.	0,0036 — 3 cc.
Urée	16,1 par litre.	15,4 — litre.
	0,46 — 3 cc.	0,46 — 3 cc.

Analyse de l'urine totale :

Volume de 24 heures	900 cc.
Réaction	acide.
Aspect	jaune pâle, trouble.
Densité	1,015.

	par litre.	par 24 heures.
Eléments fixe	34,21	30,78
Chlorures (NaCl	6,75	6,06
Phosphates (P^2O^5)	1,25	1,13
Acide urique	0,38	0,36
Urée	15,71	14,14
Albumine	9,05	8,15
Sucre	Néant.	
Indican	—	
Pus	—	

Pas d'intervention.

Observation XX

Tuberculose rénale bilatérale, vésicale, prostatique, etc. Cathétérisme urétéral

V... Léon, vingt-neuf ans, cultivateur, rentre le 8 juillet 1904 à l'hôpital Saint-Joseph pour pyurie et douleurs vésicales.

Pas d'antécédents héréditaires.

Personnellement, ni blennorragie, ni syphilis. Ethylsime probable. A quatorze ans, a souffert dans les reins, probablement coliques néphrétiques, qui ont été suivies d'une émission de sable dans les urines et de graviers rouges.

Il y a vingt-sept mois, double orchite bacillaire, qui a suppuré et pour laquelle on a fait une double épididymectomie.

Un de ses enfants est mort d'une méningite.

C'est en octobre 1903 qu'a débuté l'affection actuelle. Le malade constatait à cette époque un dépôt le matin dans ses urines avec un peu de difficulté de la miction.

Depuis la fin de décembre 1903, il souffre dans la vessie et les mictions sont devenues plus fréquentes.

Il y a un mois, le malade a eu une véritable crise douloureuse dans la fosse iliaque droite, qui dura douze heures environ. Elle ne s'est pas reproduite depuis ; il persiste seulement une sensation de pesanteur dans le bas ventre. Jamais de sang dans les urines. Jamais de cathétérisme.

Etat actuel :

Mictions : 10 fois le jour, 5 fois la nuit. Douleur pendant la miction.

Urines : Les deux verres sont troubles. Beaucoup de leucocytes ; quelques globules rouges. Réaction acide. Pas d'odeur,

Albumine : Pas de sucre.

Sang : o.

Urètre et périnée : oo.

Vessie : Peu douloureuse à la pression.

Cystoscopie : La région urétérale droite est irrégulière, papilleuse. On ne voit pas l'orifice urétéral gauche, caché par le lobe de la prostate, mais la zone est saine.

Prostate : Petite ; le lobe gauche est plus gros que le droit. D'une façon générale, elle est dure et bosselée. On ne sent pas les vésicules séminales.

Reins et uretère : Reins ne sont pas sentis. Cependant sensation de résistance plus grande du côté droit que du côté gauche On a senti une fois le ballottement rénal à droite. Le malade a souffert dans le flanc droit la nuit de son entrée.

18 juillet. Cathétérisme urétéral. — A droite, on ne voit que la zone urétérale, fermée par une série d'élevures, limitant comme un cratère. On pousse la sonde au milieu, elle s'engage. L'uretère était donc au centre de ce cratère. Il ne vient pas de liquide.

La sonde est introduite à 6 centimètres de profondeur, et malgré des tentatives réitérées, on ne peut l'enfoncer davantage (elle bute contre un obstacle, rétrécissement ou pli de la muqueuse). De l'eau aseptique est injectée, et avec le systoscope, on la voit rejaillir à côté de la sonde. On ne voit pas l'orifice urétéral gauche, caché par le lobe de la prostate.

Testicules. — Sont petits : on ne sent pas le déférent droit ; on sent le gauche un peu augmenté de volume et se terminant par un noyau induré. L'épididydectomie donne un bon résultat.

Etat général : Au sommet droit, lésions tuberculeuses du deuxième degré. En raison de l'état général mauvais et des manifestations anciennes et multiples de tuberculose, on renonce à intervenir.

Observation XXI

Tuberculose urinaire. — Cathétérisme bilatéral des uretères.

Mlle X..., vingt-quatre ans, est examinée par M. Rafin, le 7 janvier 1904.

Son père âgé se porte bien. Sa mère est artério-scléreuse. Une sœur est morte à treize ans de méningite. Quatre autres frères ou sœurs sont bien portants. Scarlatine à sept ou huit ans, sans suite. Pas d'adénite, pas d'abcès.

Pleurésie il y a trois ans avec épanchement considérable qui s'est résorbé en trois ou quatre mois. C'est alors que M. Fea conseille le séjour permanent à la campagne. La malade y demeure jusqu'en mai dernier. A ce moment, un peu de fièvre, dépérissement. En septembre, M. Fea constate quelques craquements fins qu'il fallait chercher avec le plus grand soin au sommet droit. En octobre et novembre, elle se trouve mieux et, en décembre, elle reprend ses occupations.

Il y a deux mois, on constate des troubles dans son urine, amaigrissement, anorexie. Cet état persiste.

Etat actuel. — Elle a trois à quatre mictions par jour, pas la nuit. Jamais davantage.

Elle n'a jamais souffert en urinant.

L'urine est trouble.

Pas d'hématurie.

Capacité vésicale : 180 grammes.

Le rein gauche est peut-être perceptible. Le rein droit est volumineux. Il s'étend jusqu'à la ligne médiane. Il a beaucoup augmenté en un mois d'après M. Fea.

Etat général. — Très médiocre : amaigrissement, fièvre, aplatissement du thorax à droite, légère obscurité respiratoire au sommet. Souffle d'endocardite.

M. Rafin conseille la séparation d'urine ou le cathétérisme pour voir si l'opération est possible.

10 juin : Cathétérisme urétéral bilatéral :

Introduction à droite, côté malade, jusqu'au rein. Il vient du liquide trouble, modérément, par éjaculation. — Pendant le cours de cet examen, à un certain moment, l'urine ressort beaucoup plus trouble.

En même temps, l'urine est recueillie par une sonde de Nélaton dans la vessie. Cette urine est assez louche.

En raison de ce fait que l'urine gauche est louche et que, par conséquent, il y a présomption sérieuse pour que le rein gauche soit envahi, on le cathétérise à son tour, mais la sonde n'est enfoncée que de quelques centimètres. Il vient de l'urine par éjaculation, modérément et moins trouble que l'urine droite.

Des deux côtés, l'aspect est ambré, mais plus ambré à gauche.

On recueille simultanément les urines des deux reins. Il y en a d'abord bien moins à gauche, puis les quantités tendent à s'égaliser et, finalement, la quantité est inférieure à gauche.

Méatoscopie. Les deux orifices urétéraux sont absolument normaux.

L'urine totale était fortement trouble.

Au microscope : Urine droite : leucocytes extrêmement nombreux. Cette urine est manifestement purulente. — A gauche, le trouble est dû à des hématies. On y trouve aussi des leucocytes extrêmement rares.

Les orifices urétéraux ont laissé passer sans aucun effort les sondes. A gauche, on a injecté deux seringues de 1 gr. 50 de nitrate à 1 pour 100, et rien à droite,

Une séparation d'urine a été faite ensuite. L'urine du rein gauche examinée n'a pas révélé de bacille de Koch et l'inoculation est restée négative.

Analyse chimique des urines : (Urines obtenues par cathétérisme urétéral).

	Urine totale.	Rein droit.	Rein gauche.
	—	—	—
Chlorures NaCl.	900 gr. en 24 h.	3 c c.	2 c. c.
	8 gr. 29 p. litre	4,56 p. litre	9,36 p. litre
Phosphates P^2O^5 .	1 gr. 5	1 g. 1 p. litre	1 gr. 9 p. litre
Urée	24,13	15,71	26,1

Cette analyse montre l'hypofonction du rein droit, et, concordant avec les données cliniques et celles fournies par le cathétérisme, elle montre que le rein gauche pourrait suffire dans la fonction urinaire : la néphrectomie paraît donc indiquée. Un cobaye inoculé avec l'urine droite est devenu tuberculeux, 2 cobayes inoculés avec l'urine du rein gauche (cathétérisme et séparation) sont restés indemnes.

Observation XXII

Tuberculose urinaire, rénale et vésicale. Echec de la séparation endo-vésicale. Le cathétérisme urétéral décide des lésions rénales bilatérales.

P... trente ans, est vu par M. Rafin, le 7 novembre 1903.

Antécédents généraux. — Marié depuis cinq ans, pas d'enfants. Père mort à soixante-dix-neuf ans ; mère morte à soixante-six ans ; trois frères et trois sœurs bien portants, pas d'affection pulmonaire, ni autre.

Il y a sept ans, kyste suppuré du cou, peu grave.

Antécédents spéciaux. — Pas de blénorragie ; pas de coliques néphrétiques, pas de sable dans les urines.

Début de la maladie. — S'est fait, il y a quatre ans, par des envies fréquentes d'uriner.

Hématuries à trois reprises, il y a trois ans.

Actuellement, mictions fréquentes, suivies d'un peu de douleur ; quelques douleurs dans la fosse iliaque droite, très rarement à gauche.

Avant d'avoir des mictions fréquentes, a eu ce qu'il appelle de la faiblesse des reins, c'est-à-dire une sensation de faiblesse dans les reins lorsqu'il se baissait.

Etat actuel. — Mictions : trois à quatre la nuit, le jour tous les quarts d'heure ou toutes les heures. La marche et la voiture n'influent pas.

Douleur : un peu de cuisson à la fin de la miction. En dehors des mictions, lancées douloureuses dans le canal qui donnent au malade envie d'uriner.

Urine : louche, sans odeur, de réaction neutre, ne se clarifie pas par l'acide acétique.

Albumine en assez grande quantité. Pas de sucre.

Vessie : Urine 110 grammes à la fois devant nous.

Prostate : Les deux lobes se détachent nettement. Petit noyau sur le lobe droit, ni haut.

Reins : non accessibles.

Peut-être sent-on un peu le pôle inférieur du rein droit et encore est-ce douteux.

Réflexes pyélo-vésical et urétéro-vésical restent négatifs.

Etat général : A maigri de 2 à 3 kilogrammes depuis cet été. Teint très pâle. Appétit médiocre.

30 novembre. — L'urine est à peine louche. Elle laisse déposer un dépôt qui va au fond, mais qui flotte. On dirait du mucus. Au microscope : on trouve des globules de pus

et de rares hématies. En somme, l'urine est très peu trouble. Albumine en très petite quantité.

On tente néanmoins la séparation : La capacité de la vessie est de 140 grammes. On introduit le séparateur de Luys sans aucune difficulté, mais la mise en place du malade se fait mal, la manœuvre est mal exécutée ; le malade souffre et on doit retirer l'instrument.

On fait une nouvelle tentative. La capacité a diminué. On ne peut introduire que 40 grammes de liquide. Le séparateur est médiocrement toléré ; le malade souffre. A droite l'urine est très sanglante, à gauche moins.

Au microscope, on ne voit que des globules rouges.

En somme, ce cas est très peu favorable à la séparation, car la quantité de pus est vraiment trop minime. Ce fait prouve que la séparation ne convient pas bien aux cas où le pus est en trop petite quantité.

L'urine sortait par éjaculations nettes des deux côtés.

11 janvier 1904. — Il a été bien souvent examiné jusqu'à ce jour, et son état est demeuré à peu près stationnaire.

Aujourd'hui : *cathétérisme de l'uretère droit sous anesthésie.* — Le malade n'a pris qu'un peu de nourriture le matin et plus rien jusqu'au soir. On se sert d'une sonde avec œil latéral. Il faut une heure pour obtenir quelques centimètres cubes d'urine qui sort par gouttes séparées. En même temps, on recueille l'urine du côté gauche par le cystoscope. Elle est en plus grande abondance, peut-être y a-t-il de l'eau boriquée. Parfois, du côté gauche, véritable éjaculation de deux ou trois gouttes.

Le lendemain matin, il y a eu 38° 3, puis, le soir, 37° 8, 37° 7 et 37 degrés les jours suivants.

10 mars. — Plusieurs fois examiné depuis, il paraît avoir une certaine amélioration.

Mictions : trois fois la nuit, toutes les heures ou heure

et demie et même deux heures, parfois plus souvent. Il lui semble qu'il souffre moins. L'urine est presque limpide, laisse très peu à désirer.

13 mars. — Tentative infructueuse de cathétérisme de l'uretère gauche. On ne peut le voir. Au contraire, on cathétérise aisément le droit. La zone urétérale gauche semble plus rouge que la droite.

Pas de fièvre.

Examen des urines. — Les urines totales n'ont pas de bacilles de Koch décelables à l'examen microscopique direct. Mais l'inoculation au cobaye donne une traînée ganglionnaire très nette, et on trouve dans le pus de ces ganglions des bacilles de Koch.

De même, l'inoculation de l'urine recueillie au rein droit par la sonde, au rein gauche, par la vessie, alors que l'on cathétérisait le rein droit, ces deux inoculations ont été positives. *Il s'agit donc d'une tuberculose rénale bilatérale, dont la bilatéralité a été révélée par le cathétérisme. On en voit toute l'importance au point de vue de l'indication opératoire.* On peut objecter que l'urine du rein gauche a pu s'infecter dans la vessie.

Observation XXIII

Tuberculose du rein gauche. — Cathétérisme urétéral. Néphrectomie.

Constance B..., dix-sept ans, nous est adressée par le Dr Ogier et rentre, le 17 août 1901, à l'hôpital Saint-Joseph, salle Sainte-Marie.

Elle se plaint de polyurie et de douleur à la miction.

Pas d'antécédents héréditaires ou consanguins.

Antécédents personnels. — Puberté à quatorze ans. Menstruation régulière Quelques pertes blanches.

L'*affection actuelle* a débuté il y a huit mois environ. La malade, sans cause appréciable, se mit à uriner toutes les cinq minutes. Les urines étaient très troubles. Le repos au lit augmentait les douleurs et les mictions. La marche aurait eu également une action défavorable sur les douleurs et les mictions, mais la malade insiste sur ce fait que c'était surtout le repos qui lui était funeste.

La malade dit n'avoir jamais eu d'hématuries si ce n'est quelquefois, au moment des crises douloureuses paroxystiques. Ce n'était du reste que de minces filets de sang ; jamais d'urine colorée en masse.

Le chemin de fer, la voiture, ne paraissaient pas exagérer ses douleurs.

Mictions. — Actuellement, toutes les deux ou trois heures, et très peu d'urine émise en une seule fois.

Pendant la miction, sensation de piqûre dans le canal. A eu des douleurs paroxystiques qui se sont arrêtées vendredi dernier, 16 août. Dans ces crises, qui reviennent presque à heure fixe (10 heures du matin à 2 heures du soir), ce n'est qu'une longue émission presque ininterrompue.

Urines. — Troubles, le repos laisse un très léger dépôt, mais la masse reste trouble. En somme, aspect d'urines purulentes par lésion rénale.

Pas d'hématuries, sauf au moment des efforts et des crises douloureuses.

Vessie. — Normale, légère douleur provoquée par la percussion sus-pubienne qui amène l'envie d'uriner.

Reins. — Rien de spécial. La palpation en est difficile à cause de la contraction des parois.

21 août 1901. — *Examen cystoscopique sous anesthésie. Il n'y a pas de lésions vésicales.*

Le cathétérisme de l'uretère gauche donne de l'urine purulente, qui a servi pour une inoculation qui a été positive.

A droite, le cathétérisme fournit de l'urine limpide.

La malade quitte le service.

17 novembre 1901. — Rien de nouveau.

L'état général est meilleur. Augmentation de 2 kilogrammes en deux mois.

Mictions. — Trois fois la nuit, au lieu de dix fois. Cinq ou six fois le jour. Non douloureuses.

Urines. — Sans odeur, troubles, purulentes.

Le rein gauche est perceptible à la palpation et, du reste, peu augmenté de volume. Un peu de sensibilité spontanée dans la région rénale gauche.

Rien à droite.

22 novembre 1901. — *Examen cystoscopique sous anesthésie.*

Urine vésicale sanglante.

Lésions vésicales : plaques rouges et abondantes et plus étendues du côté de l'uretère gauche que du côté droit.

Cathétérisme de l'uretère droit pendant qu'on injecte de l'eau dans la vessie. L'urine retirée par ce cathétérisme est infiniment plus claire que l'urine totale. Elle contient cependant de rares leucocytes. A l'examen microscopique, il n'y a pas de bacilles de Koch. Une inoculation a été faite. Elle est restée négative.

1er juin 1904. — Rentre à l'hôpital amaigrie beaucoup. Il y a trois mois, bronchite sans hémoptysie, qui dura quinze jours.

Mictions. — Toutes les demi-heures la nuit. Toutes les heures et demie le jour : ne souffre pas en urinant. Pas de sang.

Urines très purulentes.

Rein droit perceptible, mais petit. Rein gauche volumineux, dur.

Toucher vaginal : on ne sent pas l'uretère, mais le réflexe vésical est plus accentué à gauche que sur le milieu et à droite.

Poids : 37 kilogrammes en chemise, au lieu de 42 tout habillée, il y a trois ans.

Depuis sa sortie de l'hôpital, la malade allait assez bien. Elle urinait assez fréquemment, mais ne souffrait pas ; l'appétit était bon ; l'état général satisfaisant.

13 juin : Séparation (appareil de Luys). Résultat négatif. La séparation a été faite avec anesthésie. La capacité vésicale était de 10 grammes ; avec l'anesthésie, elle s'élève à 50 grammes. On emploie le petit séparateur de Luys qui fait saigner la vessie. On obtient seulement quelques gouttes (3 ou 4) d'un liquide sanguinolent. Une sonde introduite aussitôt après ne ramène rien. Cette anurie est attribuable à la faible quantité d'urine que la malade fait chaque jour (500 gr.) et à ce fait que depuis 10 heures elle n'avait rien mangé ni bu, qu'un potage à 7 heures du matin

18 juin 1904. — Néphrectomie gauche par M. Rafin.

Incision habituelle. Le rein est gros, fluctuant. Pendant la décortication, une poche fluctuante s'ouvre et laisse écouler une grande quantité de pus fétide. La décortication sous-capsulaire se poursuit aisément. Deux pinces sont mises sur le pédicule et le rein est enlevé. La première pince ayant lâché un peu sans toutefois entraîner d'hémorragie notable, on en place deux autres au-dessous qui sont laissées à demeure.

Examen de la pièce : Poids : 280 grammes.

Extérieurement, couleur blanchâtre, bosselures nombreuses, molles. Au niveau du pôle supérieur, volumineuse poche qui s'est vidée pendant l'opération. A la coupe, cavernes régulièrement disposées dans toute l'épaisseur du tissu, les plus grosses occupent les extrémités supérieure et inférieure. Il ne persiste plus de tissu rénal sain. Le tissu qui persiste est blanchâtre et peu dur à la coupe, ressemblant à du tissu de sclérose.

22 juin. — Notre malade va bien. Pas de température. Pouls : 120.

Urines moins troubles. La pollakyurie persiste.

12 juillet. — Part en bon état. La plaie se cicatrise, l'urine se clarifie et l'appétit est excellent.

Observation XXIV

Tuberculose rénale bilatérale. — Néphrectomie droite. Cathétérisme urétéral. — Mort.

Mlle Caroline K..., trente-deux ans, giletière, entre à l'hôpital Saint-Joseph le 5 mai 1904, salle Saint-Anne, envoyée par le Dr Verrière.

Pas d'antécédents pulmonaires personnels ou héréditaires. Bonne santé habituelle.

Pas de coliques néphrétiques.

N'a jamais eu de sables, ni de graviers.

Pas d'hématuries.

N'avait jamais été sondée avant le 19 mars, par M. Verrière.

Il y a quatre ans, début de l'affection actuelle par un point de côté à droite, persistant, parfois assez intense, mais ne l'obligeant pas à s'aliter.

L'état général est toutefois demeuré bon jusqu'en février dernier.

A cette époque, griffe, amaigrissement et dépérissement

général, sans troubles urinaires appréciables, sans polyurie, sans douleur à la miction.

Le 19 mars, elle est examinée par M. Verrière, qui constate un gros rein à droite et des urines troubles. Les phénomènes spéciaux n'avaient pas frappé la malade qui ne s'était inquiétée que de son état général.

Après une amélioration de quelques semaines, rechute le 26 mai. Ce jour : pouls rapide, faible, vomissements incessants, ballonnement et tympanisme ; peu, très peu d'urine, pas de selles. Cette scène s'amende pendant deux jours et, avant-hier elle se reproduit, en s'accompagnant durant vingt-quatre heures d'une oligurie très accentuée avec envies fréquents d'uriner.

Etat actuel :

Mictions : deux ou trois la nuit.
Normalement pendant le jour.
Pas de douleur.

Urine : Très purulente.
Pas d'hématurie.

Vessie : Capacité : 40 à 50 grammes.
Avec l'anesthésie, s'élève à 70 grammes.

Examen cystoscopique : Orifice urétéral gauche normal. Le droit est recouvert par des débris purulents.

Transversalement dirigée et siégeant en arrière de la ligne urétérale on voit une traînée rouge et recouverte d'une ligne de mucosités purulentes.

Cathétérisme urétéral droit, sous-anesthésie. Le cathétérisme se fait au hasard. On cherche à pénétrer à travers les mucosités purulentes qui cachent et obturent peut-être l'orifice. On y arrive après un très court tâtonnement. Une sonde n° 6 est enfoncée de 20 centimètres.

Rien ne s'écoule.

Après un lavage énergique de la vessie, on place une sonde dans la vessie et on recueille 2 à 3 centimètres cubes d'urine du rein gauche, qui est bien ambrée et très peu louche Au microscope, on reconnaît des hématies et des leucocytes qui sont, tantôt les uns, tantôt les autres prédominants. Les leucocytes sont parfois réunis en petits groupes de 4 à 5.

La cystoscopie, faite aussitôt après, montre la traînée ci-dessus indiquée et, après l'ablation de la sonde urétérale, on constate au cystoscope qu'il vient, au méat urétéral, une goutte de pus épais qui occupe l'orifice, mais plus rien ne s'écoule.

Reins et uretères. — Le rein droit descend jusqu'à la crête iliaque. En dedans, il atteint l'ombilic. Sa surface est lisse et dure. Il n'y a pas de points lombaires, pas de point juxta-ombilical, pas de réflexe pyélo-vésical. Point sous-costal.

Le rein gauche est nettement accessible, légèrement augmenté de volume. Pas de points douloureux ni de réflexe. Point lombaire et point costal.

Par le toucher, on sent peut-être l'uretère gauche.

Etat général. — Très médiocre.

Rien au cœur ni aux poumons.

Facies pâle.

Vomissements très abondants, un peu teintés de bile.

Néphrectomie droite (10 mai 1904). Anesthésie au mélange de Billroth sans incident.

Incision lombaire à l'ordinaire.

On tombe sur des lésions très marquées de périnéphrite qui seront une difficulté sérieuse pour la décortication extra-capsulaire. Celle-ci est pourtant indiquée, étant donné qu'on ne connaît pas la nature de l'infection et qu'il peut être indiqué de ne faire qu'une néphrectomie. On trouve pourtant un plan de clivage qui permet de libérer l'organe en grande partie, mais, en haut, on arrive sur des adhérences qu'il est impossible de détacher. On termine par une intra-capsulaire, sans regret d'ailleurs, car le rein est transformé en une vaste poche de pus et il ne subsiste pas un seul morceau de parenchyme sain. Le pus qui s'écoule n'est pas du pus tuberculeux typique. Il s'en distingue par son odeur fétide. La pince du pédicule est laissée à demeure. On bourre à la gaze blanche après avoir réséqué les lambeaux de la capsule. Celle-ci est très épaissie, lardacée.

Dans l'après-midi, la malade succombe de schock opératoire.

Anatomie pathologique. — Le rein enlevé est transformé en un grand nombre de cavernes limitées à la périphérie et séparées l'une de l'autre par un tissu de 3 à 4 millimètres d'épaisseur, en partie sclérosé.

Le rein gauche est également lésé. Poids, 178 grammes. Il est bosselé et a l'aspect d'un gros rein blanc.

Le bassinet est le siège d'une certaine dilatation avec surcharge graisseuse. La substance propre du rein est réduite dans son épaisseur et, de plus, on trouve au niveau du pôle inférieur plusieurs petits foyers de tubercules ramollis. On trouve aussi trois petits tubercules au pôle supérieur. Sur la face externe du rein existe un abcès de la dimension d'un petit œuf de poule, à parois minces. Cet abcès nous semble enkysté et il n'est nullement démontré que ce soit lui qui ait fourni le pus trouvé dans l'urine gauche.

Analyse chimique des urines :

	Urine totale	Rein gauche 1 cc. 1/2
Chlorure (NaCl). .	0 gr. 99 par litre	0,88 par litre.
Phosphates (P^2O^5).	2 gr. 85 —	3,19 —
Urée	16 gr. 5 —	15,5 —

Examen bactériologique des urines totales. — Les urines ont été centrifugées, le dépôt examiné au microscope après coloration spécifique n'a montré ni bacilles de Koch, ni autres micro-organismes.

Les cultures faites aérobiquement ont seules poussé après quarante-huit heures d'étuve à 35 degrés.

Il s'est développé des colonies peu abondantes constituées par des staphylocoques blancs.

Un cobaye a été inoculé pour la recherche du bacille de Koch.

(Mérieux, le 6 mai 1904.)

Examen bactériologique des urines du rein gauche. — L'examen direct du dépôt n'a montré ni bacille de Koch, ni autres micro-organismes.

Les cultures sont restées stériles après quarante-huit heures d'étuve à 35 degrés. Un cobaye a été inoculé.

Résultats des inoculations. — Le cobaye inoculé avec l'urine du rein gauche n'a pas présenté, à l'autopsie, de lésions suspectes.

Le cobaye inoculé avec l'urine totale a présenté à l'autopsie des ganglions hypertrophiés dont le pus contient des bacilles de Koch peu abondants.

Observation XXV

Tuberculose rénale. — Cathétérisme urétéral.

Mlle X..., vingt-deux ans, février 1900, examinée par M. le Dr Rafin.

Antécédents généraux. — Père alcoolique. Mère bien portante. Un frère a eu deux fluxions de poitrine. Le second se porte bien. Pleurésie très légère à l'âge de dix ans, fluxion de poitrine à quinze ans. Pas d'hémoptysie.

Antécédents spéciaux. — Réglée régulièrement. Règles douloureuses depuis deux ans au début de scarlatine légère, trois mois avant la fluxion de poitrine.

Début de la maladie. — En juin ou juillet 1903, très petites douleurs à droite ; elle croyait à une appendicite. De temps en temps cela persistait. Elle a remarqué que son urine était trouble en octobre dernier ; depuis lors, elle est ainsi restée.

Etat actuel, mictions. — La nuit, tantôt elle n'en a pas, tantôt deux ou trois. Le nombre des mictions est en rapport avec le sommeil ; si elle dort, elle n'urine pas. Depuis quelques jours dort moins bien et urine deux ou trois fois ; le jour toutes les trois heures.

Pas d'augmentation. Ni la marche, ni la voiture n'influent sur les urines.

Urines. — Un peu troubles. Elle les a vues beaucoup plus troubles. Au microscope, leucocytes et hématies à peu près en quantités égales.

Quantité : 1325 grammes.

Analyse : albuminurie légère.

Hématuries : la semaine dernière, à trois reprises, la nuit ou le matin, et il y a un mois, une seule fois une très petite quantité.

Urètre. — Périnée. Rien d'anormal.

Vessie. — Capacité, 250 grammes au moins.

Cystoscopie. — Normale. Orifices urétéraux normaux à droite ; un peu loin de l'orifice urétéral, exulcération (?).

Utérus non examiné. Vierge.

Reins et uretères. — Rein gauche non accessible. Rein droit peut être accessible, on peut le palper un peu inférieurement.

20 février. — Même constatation.

16 février. — *Séparation.*

Bien tolérée. Appareil de Luys. L'urine sort par éjaculation très nette, mais rapide des deux côtés; la quantité était très grande ; quantité bien plus grande (le double à peu près) à droite qu'à gauche, d'aspect un peu pâle à droite. Par le repos, très léger flocon à gauche, sensiblement plus marqué à droite, mais nous devons tenir compte qu'il y a le double d'urine à droite. Des deux côtés, le dépôt est formé de leucocytes prédominants et d'hématies.

Il y a de l'albumine dans les urines des deux reins, en quantité importante, bien plus que dans l'urine totale.

20 février. — La malade n'est pas incommodée en aucune façon par la séparation. Depuis trois jours, il y a un peu plus de sang, surtout la nuit. L'appétit est un peu moins bon.

24 février. — La malade n'a uriné du sang qu'une seule fois. On sent la pointe du rein droit.

Cathétérisme du rein droit. — L'urine sort par éjaculations, ou plutôt d'une façon continue, avec augmentation dans la rapidité des gouttes.

L'urine de gauche est recueillie par une sonde dans la vessie.

Il y a de l'albumine dans l'urine séparée des deux reins, explicable peut-être par les hématies, d'autant plus qu'il y en a davantage du côté droit où, précisément, il y a davantage de globules rouges.

Le dépôt de l'urine droite est moindre que celui de l'urine gauche.

Au microscope, à un premier examen, on trouve des hématies des deux côtés, des globules de pus des deux côtés. A gauche, beaucoup de cellules épithéliales en raquettes et des cellules rondes avec gros noyau.

A un deuxième examen, on trouve les cellules déjà vues, quelques rares hématies et leucocytes dont un amas de huit à dix, cela à gauche.

A droite, hématies et globules blancs, et on trouve un amas important de globules de pus.

L'urine totale forme un dépôt très modéré constitué par des leucocytes.

Il n'y a pas, à droite, plus d'hématies que n'en peut expliquer le cathétérisme urétéral.

3 mars. — A eu ses règles et, en dehors de cette période, n'a pas vu de sang. L'urine est modérément trouble et, bien que d'aspect purulent, on y voit plus d'hématies que de leucocytes dont quelques-uns en amas.

9 avril. — Il y a trois semaines, la malade avait pris 1 kg. 500 en un mois. Depuis, elle est un peu moins bien et souffre un peu à droite.

Rien d'anormal dans la miction. Pas de douleur. Plus de sang.

Le pôle inférieur du rein droit semble accessible. Point juxta-ombilical.

Rein gauche non accessible.

L'urine est assez louche, contient un peu d'albumine. Le louche est dû au sang et les globules de pus sont très peu nombreux : une grosse cellule ronde à gros noyau.

3 mai. — Urine légèrement trouble. Dépôt d'hématies et de nombreux leucocytes.

9 juin. — En novembre, la malade pesait 47 kg. 300 et actuellement elle en pèse 50. L'appétit s'est amélioré. Elle a bonne mine et va certainement mieux comme état général.

Mictions : deux la nuit, le jour quatre à cinq. Pas de douleurs. Plus de sang.

Reins droit et gauche non accessibles. Pas de points douloureux.

Urine après la palpation est à peine louche.

Au microscope, hématies et leucocytes en quantités à peu près égales.

Analyse chimique des urines : du rein droit, du rein gauche et urine totale.

	Urée	Chlorures (Na Cl)	Phosphates (P^2O^5)
Rein droit (10 c. c.)	5,43 p. litre	2,46 p. litre	0,72 p. litre
	0,054 p. 10 c. c.	0,025 p. 10 c. c.	0,007 p. 10 c. c.
Rein gauche (7 c. c.)	0,34 p. litre	2,63 p. litre	0,92 p. litre
	0,037 p. 7 c. c.	0,018 p. 7 c. c.	0,0064 p. 7 c. c.
Urine totale (35 c. c.)	5,14 p. litre	7,63 p. litre	0,81 p. litre
	0,179 p. 75 c. c.	0,127 p. 35 c. c.	0,028 p. 35 c. c.

Analyse bactériologique d'urines : rein droit, — rein gauche, — urine totale (Mérieux).

Les urines ont été centrifugées, les dépôts obtenus ont été traités par la méthode de Trévitick, puis ont servi à faire trois séries de préparations après colorations spécifiques. Il n'a été trouvé aucun microorganisme.

Des cultures aérobies et anaérobies faites avec les trois urines sont restées stériles après quarante-huit heures d'étuve à 38 degrés.

Trois cobayes ont été inoculés chacun avec le dépôt d'une des urines suspectes.

Résultat de l'inoculation au cobaye :

Urine totale : le cobaye présentait une traînée ganglionnaire très nette. Sacrifié, à l'autopsie, le pus caséeux de ces ganglions a montré des bacilles de Koch peu abondants.

Rein droit : le cobaye présentait la même traînée ganglionnaire que le précédent. A l'autopsie, on a trouvé dans le pus des ganglions des bacilles de Koch dans les mêmes proportions.

Rein gauche : le cobaye ne présente aucun signe de tuberculose, — il est laissé en observation. Sacrifié ultérieurement il a été reconnu indemne.

Observation XXVI

Tuberculose rénale. — Cathétérisme bilatéral simultané.

Mme X..., vingt-huit ans, est examinée par M. Rafin, le 24 mai 1904.

Antécédents généraux. — Son père est mort d'affection aortique. Sa grand'mère, morte de cancer du sein. Deux frères en bonne santé (35 et 25 ans).

Antécédents spéciaux. — Trois grossesses : deux à terme il y a sept et six ans. Une fausse-couche de trois mois, il y a six ans. Curetage pour métrite simple, il y a un an.

Début de la maladie. — Il y a un an par des crises dans le côté droit, douleurs brusques et vives qui survinrent vers 5 heures du matin, réveillant la malade. Elles furent suivies de frissons, vomissements bilieux, qui durèrent trois heures. Consécutivement le ventre fut ballonné et douloureux pendant deux à trois jours. La fin de la crise n'avait pas été marquée par une abondante émission d'urine. Depuis, crises semblables tous les mois environ. Il n'y a pas d'irradiations douloureuses dans la vessie, pas d'émission d'urines. Pendant la crise, le côté droit serait gros, fait constaté par deux médecins.

Jamais de douleur à gauche.

Etat actuel :

Miction : fréquence normale.

Pas de douleurs.

Urine : un peu louche. Assez foncée.

Analyse : albumine, disque assez épais.

Pas de sucre.

Au microscope : hématies assez abondantes,

Vessie : capacité normale.

Cystoscopie : normale, orifices urétéraux normaux.

Utérus : col normal.

Annexes gauches un peu sensibles.

Rien aux annexes droites.

Rien dans le Douglas.

Reins et uretères : le rein gauche n'est pas accessible. A droite, on se demande si on le sent. Pas de réflexe pyélo-vésical.

28 mai. — Rein droit accessible, un peu mobile, globuleux.

Cathétérisme urétéral bilatéral simultané.

Une sonde n° 6 faible franchit difficilement l'orifice ; elle n'est introduite que de quelques centimètres à gauche, et jusqu'au rein à droite. L'urine sort des deux côtés par éjaculations nettes, en plus grande quantité à gauche, en moindre quantité à droite, ambrée après dépôt, des deux côtés, mais il y a du sang des deux côtés, d'abord à droite, puis à gauche, de sorte que l'urine est alternativement sanglante et claire des deux côtés.

Au microscope, il y a du sang à droite et à gauche.

On fait une instillation de nitrate d'argent à 5 pour 100 des deux côtés.

Examen bactériologique des urines (Mérieux). — Les urines des reins droit et gauche ont été centrifugées séparément.

Des préparations faites avec le dépôt de ces deux urines colorées par la méthode de Ziehl-Kühne n'ont montré au microscope ni bacilles de Koch, ni autres micro-organismes.

Des cultures aérobies et anaérobies faites avec les deux urines recueillies aseptiquement sont restées stériles après quarante-huit heures d'étuve à 35 degrés.

Deux cobayes ont été inoculés avec le dépôt de chaque urine pour la recherche du bacille de Koch.

Etat général. — A maigri de 4 kilogrammes en deux mois.

26 mai. — Vive souffrance dans la vessie, mais rien dans les reins. Urines troubles, sanglantes.

28 mai. — Hier et aujourd'hui a eu dans le rein gauche une crise douloureuse de une heure de durée, analogue à celle qu'elle a dans le côté droit qui, lui, est actuellement indolore.

Urine toujours sanglante, sans odeur.

Souffre en urinant.

Rein droit : pas de douleurs, pas de réflexe ni costal, ni lombaire, ni juxta-ombilical.

Rein gauche accessible, légèrement mobile, ni gros, ni douloureux. Pas de réflexe, ni point costal ou lombaire. Point juxta-ombilical net : la pression en ce point fait pousser un cri à la malade.

La température n'a pas été prise malgré les recommandations.

Langue à peu près normale.

29 mai. — Violentes crises à droite, sans irradiation vésicale.

5 juillet 1904. — Les inoculations des urines tant du rein droit que du rein gauche sont demeurées négatives. Cette malade est encore en observation.

Observation XXVII

Tuberculose urinaire. — Tuberculose rénale bilatérale. Cathétérisme urétéral bilatéral.

M. G..., trente-deux ans, nous est adressé par le Dr Berthier, d'Heyrieux.

Antécédents généraux. — Père et mère vivants, bien portants.

Un frère et une sœur en bonne santé.

Marié, sa femme se porte bien. Elle n'a pas eu de fausses couches. Pas d'enfants.

Bonne santé antérieure. Pas de maladie aiguë.

Pas de bronchite. Pas d'hémoptysies.

Pas de sueurs nocturnes.

Antécédents spéciaux. — Ni blennorragie, ni syphilis.

Jamais de coliques néphrétiques.

Jamais d'hématuries.

Pas de sable, ni de graviers.

Urines troubles depuis deux mois.

15 avril 1904. — *Affection actuelle.* — Entre pour pyurie, pollakyurie, douleurs à la miction.

Le début date de décembre dernier. A cette époque, un soir, il aurait eu assez brusquement de la pollakyurie, avec de simples démangeaisons dans le canal, sans douleurs. Il n'y eut pas d'autres phénomènes que celui-ci. Le malade vit alors son médecin. Le Dr Berthier, d'Heyrieux, constata de l'albumine et institua le régime lacté. Ce régime fut maintenu jusqu'au *début d'avril*, peu de phénomènes locaux, — peu d'amaigrissement, — bon état général. A ce moment, élimination de quelques caillots sanguins avec de vives douleurs, et pollakyurie. M. Rafin est alors consulté.

Examen local :

Mictions : toutes les heures au moins pendant le jour, toutes les deux heures pendant la nuit.

Urines : assez troubles.

Pas d'hématies. Leucocytes. Albumine.

Reins et uretères. Les reins ne sont pas accessibles, non douloureux. Il semble, cependant, que là région rénale gauche se laisse moins bien déprimer que la droite. *C'est pourquoi, soupçonnant le rein gauche, on inspecte immédiatement l'orifice urétéral gauche. Il a l'aspect d'un trou rond, infundibuliforme. Cet aspect confirme l'opinion présumée : on le cathétérise. L'urine sort nettement purulente, non ambrée, pâle. A droite, au niveau de l'orifice urétéral, on voit une petite ulcération. On hésite entre une ulcération et un orifice urétéral ulcéré. Dans l'hypothèse d'orifice urétéral ulcéré, le rein doit être malade, c'est pourquoi on le cathétérise. L'urine sort purulente, pâle, non ambrée, plus pâle peut-être que la gauche.*

Etat général. — Se maintient relativement bon.

Traitement. — On ordonne l'hygiène et le traitement général anti-bacillaire.

2 février. — Vient se montrer.

Il pesait à l'hôpital 51 kg. 500 en chemise. Actuellement, il pèse 54 kilogrammes.

Excellent appétit. Suralimentation. Urines toujours assez troubles.

Mictions : la nuit, il reste deux heures sans uriner. Le jour, une heure et demie à deux heures.

29 avril 1904. — Injection de bleu de méthylène.

Nous n'en donnons pas ici le résultat détaillé. Nous disons seulement que l'élimination fut à peu près normale, malgré des lésions bilatérales. Une fois de plus, nous avons une preuve des résultats aléatoires de ce procédé d'exploration.

Analyse chimique des urines recueillies par le cathétérisme urétéral, bilatéral et successif (Mérieux).

La durée de la cueillette n'a pas été notée et n'est pas la même des deux côtés.

L'urine est purulente des deux côtés.

	Rein droit (6 cc.)	Rein gauche (8 cc.)
Chlorures. .	1 gr. 41 p. litre	1 gr. 87 p. litre
(En Na Cl) .	0 gr. 008 p. 6 cc.	0 gr. 015 p. 8 cc.
Phosphates .	1 gr. 05 p. litre	0 gr. 56 p. litre
(En $P^2 O^5$) .	0 gr. 006 p. 6 cc.	0 gr. 005 p. 8 cc.
Urée . . .	1 gr. 65 p. litre	2 gr. 13 p. litre
— . . .	0 gr. 009 p. 6 cc.	0 gr. 017 p. 8 cc.

Examen bactériologique des urines (Mérieux).

Les urines ont été centrifugées, le dépôt obtenu examiné au microscope, sans avoir été traité par la méthode de Trévitict a montré quelques amas de bacilles de Koch.

On n'a pas trouvé d'autres microorganismes.

Les cultures anaérobies n'ont pas poussé.

Les cultures aérobies ont montré de rares colonies constituées par des staphylocoques blancs.

Un cobaye a été inoculé.

Résultat de l'inoculation. — Le cobaye présente une hypertrophie ganglionnaire très nette.

A l'autopsie, les ganglions contiennent un pus abondant, renfermant des bacilles de Koch assez nombreux.

Observation XXVIII

Tuberculose urinaire. — Tuberculose rénale bilatérale diagnostiquée par le cathétérisme urétéral, bilatéral et successif.

M. B..., trente-trois ans, mécanicien à Briord (Ain), entre à l'hôpital Saint-Joseph, salle Saint-Irénée, le 7 mars 1904.

Pas d'antécédent héréditaire particulier.

Personnellement, rougeole dans l'enfance.

Lumbago traumatique il y a dix ans qui semble plutôt avoir été un mal de Pott lombaire. Abcès froid opéré à cette époque. Marié, sa femme se porte bien, a eu deux fausses couches de deux mois à ses premières grossesses. Deux enfants bien portants.

Nie la syphilis et l'alcoolisme.

Blennorragie à vingt-quatre ans.

Jamais de coliques néphrétiques. Pas de sables ni de graviers. Jamais d'hématurie.

Affection actuelle. — Il entre dans le service pour « pollakyurie et douleurs à la miction ». Début en mai 1903 : à cette époque, pendant une période de huit jours, il eut de la pollakyurie douloureuse (7 à 8 mictions par jour).

Les urines contenaient alors un peu d'albumine.

Le malade ne sait pas dire si elles étaient troubles.

Le régime lacté et l'ingestion de salol firent disparaître ces phénomènes qui ne reparurent pas avant novembre dernier. Alors, nouvelle pollakyurie douloureuse (il urine toutes les demi-heures). En janvier, survinrent des douleurs périnéales : sensation de pesanteur entre l'anus et le scrotum.

Et c'est tout ce qu'accuse le malade comme phénomènes subjectifs.

Mictions : toutes les demi-heures et plus pendant la nuit, toutes les dix minutes dans la journée. La marche ni le mouvement n'ont aucune influence. Légère douleur pendant et surtout après la miction.

Urine : trouble, dépôt purulent.

Pas de sucre. Gros disque d'albumine. Jamais d'hématurie.

Urètre : Le cystoscope passe assez bien.

Vessie : Capacité : 45 grammes.

Prostate : Saillante en arrière.

Reins : On ne sent pas les reins, mais il est difficile de les percevoir à travers l'épaisseur de la paroi, le malade étant obèse.

Testicule, épididyme et cordon : Gros testicule à droite, normal à gauche, cependant un peu d'épididymite gauche, surtout localisée au niveau de la queue.

Etat général. — Assez bon : Poids : 82 kilogrammes. Taille : 1 m. 69. Malgré ce poids, il a maigri de 12 à 14 kilogrammes dit-il, depuis un an.

Rien au cœur.

Rien aux poumons.

Constipation habituelle : entérite muco-membraneuse, larges membranes dans ses selles.

Traitement. — 17 mars : Instillation de 3 centimètres cubes d'huile iodoformée.

28 mars. — On a fait une dizaine d'instillations d'huile iodoformée, il est vrai, de trop faible quantité. L'état est le même, souffre peut-être moins. Capacité vésicale : 30 grammes.

8 avril. — Reste au plus vingt minutes sans uriner ; on fera, deux fois par semaine, une injection d'huile gaïacolée iodoformée de 20 grammes.

16 avril. — Une Nélaton 12 passe avec quelque peine. Ce cathétérisme ramène 75 grammes d'urine trouble. — La capacité vésicale mesurée à la seringue n'est pourtant que de 30 grammes et l'introduction même très lente de ces 30 grammes de liquide est très douloureuse.

21 avril. — Se plaint de douleurs testiculaires avec irradiations le long du cordon : nouvelle poussée d'épididymite à gauche. La queue de l'épididyme a le volume d'une noix.

4 mai. — *Cystoscopie, cathétérisme urétéral, sous anesthésie.*

La capacité vésicale qui est de 45 grammes atteint, avec l'anesthésie même profonde, 60 grammes au plus.

Vessie rouge, tomenteuse en bas, muscle inter-urétéral net. Lavage difficile, la vessie saigne.

A gauche, l'orifice urétéral se détache nettement comme un trou. A cause de cet aspect, M. Rafin le cathétérise. La sonde pénètre de 3 à 4 centimètres : il sort, par gouttes séparées, de l'urine très peu ou pas ambrée, mais sanguinolente. Le sang diminue peu à peu, mais persiste. On enfonce un peu plus la sonde, l'urine reste encore sanguinolente.

Au microscope : globules rouges et globules de pus prédominants.

A droite : *La région urétérale est moins nette. Cathétérisme : l'urine sort nettement purulente, avec de très rares hématies. Aspect également pale. Sort d'une façon irrégulière.*

5 mai. — Après l'examen, le malade a souffert un peu plus. Mais, ce matin, il déclare que ses douleurs se sont atténuées et que les mictions sont un peu moins fréquentes. Le testicule va mieux.

9 mai. — Rein droit non accessible, cependant la région rénale se laisse un peu moins bien déprimer que la gauche. Le rein n'est pas douloureux. Pas de réflexe pyélo-vésical.

A gauche : examen négatif.

11 mai. — La prostate forme une bosse très saillante, plus marquée à gauche (côté du testicule malade) qu'à droite.

14 mai. — Quitte le service : il est amélioré au point de vue de la fréquence des mictions : toutes les demi-heures ou trois-quarts d'heures maintenant. La bilatéralité des lésions decelée par le cathétérisme a contre-indiqué toute intervention chirurgicale.

Examen bactériologique des urines séparées, au point de vue du bacille de Koch.

L'examen direct, fait après centrifugation des urines et l'examen par la méthode de Trevitich n'a montré, ni dans l'urine du rein droit, ni dans l'urine du rein gauche de bacille de Koch. Deux cobayes ont été inoculés pour la recherche du bacille de Koch.

Douze jours après : les deux cobayes présentant des signes nets de tuberculose (ganglions) ont été sacrifiés. A l'autopsie, on trouve, dans le pus des ganglions, des bacilles de Koch peu abondants.

Analyse chimique des urines recueillies par cathétérisme bilatéral et successif des deux reins.

	Rein droit (3 cc.)	Rein gauche (5 cc.)
	—	—
Chlorures. .	4 gr. 7 p. litre	2 gr. 39 p. litre
(En Na Cl) .	0 gr. 015 p. 3 cc.	0 gr. 0,012 p. 5 cc.
Phosphates .	2 gr. 35 p. litre	1 gr. 08 p. litre
(En $P^2 O^5$) .	0 gr. 007 p. 3 cc.	0 gr. 005 p. 5 cc.
Urée . . .	8 gr. 34 p. litre	4 gr. 03 p. litre
— . . .	0 gr. 025 p. 3 cc.	0 gr. 020 p. 5 cc.

Ce résultat nous a surpris, car l'urine de droite est nettement purulente, tandis que celle de gauche semblait légèment sanguinolente et qu'il a fallu l'examen microscopique pour y déceler l'existence du pus.

L'urine de gauche a été recueillie la première et, à ce moment, le malade faisait pas mal d'urine. Il y avait aussi quelques gouttes d'eau dans le récipient. Nous avons recueilli ensuite l'urine de droite et la quantité était moindre. Le malade dormait et l'anesthésie a été très longue. La durée de la cueillette n'a pas été notée, de sorte qu'il n'y a pas à tenir compte de la quantité comparée de chaque rein.

CHAPITRE V

DU CATHÉTÉRISME THÉRAPEUTIQUE

Le cathétérisme, envisagé comme méthode de traitement, a été longuement traité dans la thèse d'Imbert. Nous venons seulement y apporter ici la contribution de deux observations personnelles et signaler, sans les transcrire, les observations analogues qui ont été publiées dans ces dernières années. Elles sont en somme peu nombreuses.

1° *Le cathétérisme des uretères appliqué au traitement de l'hydronéphrose.*

C'est une méthode éminemment conservatrice qui compte déjà quelques succès. Nous avons cité plus haut l'observation classique de Le Dentu et Delbet, — celle de M. Adenot.

Imbert en relate une autre non moins intéressante de Schwartz (Société de chirurgie, 2 juin 1897). Hamonic (Association française d'urologie 1900) a guéri par le cathétérisme une rétention d'origine rénale, due probablement à un amas de sable que la sonde put déplacer.

Mais si le cathétérisme peut être très efficace dans

les rétentions par rein mobile, on conçoit qu'il n'aura aucune action s'il s'agit de malformation urétérale.

2° *Les lavages du bassinet dans les pyélites, pyonéphroses.*

Plus intéressants et plus nombreux sont les cas de traitements des pyélites par les lavages du bassinet[1].

Bozeman, le premier, pratiqua le lavage du rein en 1885 après taille vésico-vaginale préalable. En 1898, Casper en avait publié deux cas. Dans l'un, il s'agissait d'une pyélite avec 15 grammes de rétention ; on obtint une guérison complète par des lavages du bassinet. Dans l'autre, pyélite également, il y eut amélioration dès le deuxième lavage, guérison au sixième.

Albarran, dans la communication précitée, en publie sept cas. Ils se rapportent à des pyélonéphrites, sans rétention rénale, ou à des pyélites avec ou sans rétention. Les résultats obtenus peuvent être classés ainsi :

— Un cas de pyélite légère, sans aucune rétention rénale ; se trouve améliorée après *un seul* grand lavage du rein, l'amélioration persistait ; un mois et demi après l'urine du rein malade était beaucoup plus claire et la malade se sentait mieux.

— Deux pyélites sans rétention, à pus franc, épais, très améliorées après sept et onze lavages respectivement.

— Deux pyélites avec légère rétention d'urine louche, peu purulente, dans un rein mobile. Il a suffi de deux lavages.

[1] Albarran : Congrès d'urologie, Paris 1898.

— Une pyélonéphrite calculeuse avec petite rétention purulente après la néphrolithotomie, très améliorée.

— Une pyélonéphrite avec urine très purulente. On eut d'abord une amélioration, puis les urines redevinrent louches.

— De ces cas, il ressort des résultats très encourageants.

Stockmann[1] publiait en 1900 *cinq* cas de pyélites dont deux d'origine gonococcique, deux d'origine colibacillaire, un de nature indéterminée. Tous ces malades furent guéris par les lavages intra-urétéraux au nitrate d'argent. Le nombre de lavages qui a été nécessaire pour amener la guérison définitive (les malades ont été revus plusieurs fois après leur sortie) a varié entre dix et quinze.

M. le professeur Lambotte[1], en une lettre autographe, nous a communiqué deux succès par des lavages du bassinet dans des pyélites. « Il s'agissait, dit-il, dans les deux cas, de pyélite survenue à la suite de couches ayant nécessité des cathétérismes répétés et sans doute non aseptiques. Le trouble des urines persistant après des lavages vésicaux bien faits, et le diviseur montrant l'unilatéralité de cette pyurie, le lavage du bassinet fut pratiqué par la méthode d'Albarran et journellement

[1] J'adresse mes respectueux remerciements à M. Lambotte, pour l'extrême obligeance avec laquelle il m'a donné ces renseignements.

[1] Stockmann : Casuistische Mittheilungen zur therapeutischen Anwendung der Harnleiter Katheterismus (*Wien. klin. Rundsch*, 1900, n°s 44 et 45).

pendant deux ou trois semaines, avec un succès dont les malades se contentèrent. Je vous dirai d'ailleurs que ces cas étaient très peu graves. Je n'ai pas d'expérience de ce qu'un tel traitement peut donner dans des formes graves, parce que jusqu'ici j'ai eu recours dans ces cas, aux méthodes radicales. Je suis porté à croire, cependant, qu'en dirigeant des recherches dans ce sens, un progrès notable sera bientôt accompli. C'est affaire d'urologiste et non de chirurgien. »

A ces résultats, nous pouvons joindre deux cas fort intéressants :

Il s'agissait, dans l'un, d'une uropyonéphrose colibacillaire, dans l'autre, d'une pyélite à staphylocoques blancs. Le premier (voir obs. XXIX), nécessita douze ou quatorze lavages au nitrate. mais le succès fut complet et définitif.

Remarquons en passant, avec M. Rafin[1], que, ici, encore, le cathétérisme urétéral s'est montré supérieur à la séparation. Il a localisé le côté malade ; il a, de plus, établi l'existence d'une rétention et a éliminé toute hypothèse de lésion urétérale ou juxta-urétérale. La rétention aurait pu être méconnue, l'issue de l'urine par la séparation, et, lors du premier cathétérisme urétéral, s'étant produite avec éjaculation.

En revanche, et pour bien établir ce qui revient à chacune de ces deux méthodes, la séparation a montré que le rein gauche pouvait être cathétérisé sans danger, puisque c'était lui qui fournissait le pus,

[1] Rafin, Le cath. urétéral-thérapeutique *(Ann. de Guyon*, avril 1904).

Le traitement, dont le résultat fut absolu, a demandé beaucoup de lavages, mais peut-être serait-on arrivé plus rapidement avec des lavages plus abondants.

Dans notre deuxième cas, le résultat fut moins absolu, mais bien net cependant.

3° Technique du lavage du bassinet.

Après stérilisation de tous les instruments du cathétérisme, on sonde l'uretère. Pour cela, on emploie de préférence, et pour le premier lavage, une sonde n° 6, à bout rond. Ensuite, on peut monter jusqu'au 8, mais pas au delà.

On renouvelle le cathétérisme plus ou moins souvent, suivant les besoins.

On peut être amené à laisser la sonde à demeure pour faire plusieurs lavages par jour et mieux laver l'uretère.

« En règle générale, dit Albarran, les cathétérismes et lavages peuvent être faits tous les deux jours ; plus tard, on peut les pratiquer tous les jours ou plus rarement, suivant les besoins.

On les fait d'abord avec de l'eau boriquée tiède jusqu'à ce que le liquide revienne clair, même quand on presse sur le rein. On fait alors le lavage avec la solution de nitrate d'argent au 1 pour 1000. Nous sommes arrivé à la concentration de 5 pour 100 sans provoquer de la douleur. Celle-ci survient si le liquide s'infiltre dans la vessie.

On laisse le contenu d'une ou deux seringues dans le bassinet ou plus encore s'il y avait rétention.

4° *Des différentes applications thérapeutiques du cathétérisme des uretères.*

Elles sont assez nombreuses. Nous n'y insisterons pas, ne possédant aucune observation personnelle. Nous dirons seulement que le cathétérisme peut être employé :

1° *Comme manœuvre préopératoire*, avant de procéder à une hystérectomie. On éviterait ainsi les blessures de l'uretère, accident moins rare qu'on pourrait le supposer. Ainsi que nous le fait remarquer M. Boari en une lettre autographe, le cathétérisme ainsi employé permet une extirpation large d'un néoplasme utérin et surtout de ganglions rétro-péritonéaux.

Albarran propose le cathétérisme avant toute néphrotomie pour pyonéphrose.

Il est indiqué encore comme premier temps de l'opération de Maydl ;

Comme traitement préventif ou curatif des fistules rénales ;

Enfin, comme nous, le fait remarquer Boari, dans les cystites douloureuses, dans les fistules vésico-vaginales, on doit pouvoir, par le cathétérisme double, hâter la guérison en évitant le contact de l'urine à la vessie.

Ce sont encore des questions à étudier, pour lesquelles l'absence d'observations empêche d'apporter des conclusions arrêtées.

Quoi qu'il en soit, le cathétérisme des uretères constitue une excellente méthode de traitement des infections pyéliques et urétérales, des hydronéphroses intermittentes, et on peut assurer déjà que l'on verra de plus en plus ses indications s'étendre en ce sens.

Observation XXIX

Uro-pyonéphrose coli-bacillaire aseptisée par des lavages du bassinet

Madame G..., (vingt-six ans, juin 1903), mariée depuis cinq ans. Une seule grossesse suivie d'un accouchement normal, en octobre 1899. Pas de cathétérisme à l'occasion de cet accouchement. Huit jours après la délivrance elle eut une phlébite.

En juillet 1900, début des accidents par de vives douleurs après la miction et des mictions très fréquentes qui persistèrent pendant deux ou trois mois. Elle n'a jamais éprouvé de douleurs anales, n'a pas eu de coliques néphrétiques, n'a jamais émis de graviers ; une seule fois au début de la maladie, quelques gouttes de sang en urinant.

10 juin 1903. — L'état actuel est le suivant : miction, la nuit 0, le jour 4 ou 5.

Douleurs vives à la fin de la miction, localisées au canal, persistant pendant vingt minutes ; plus marquées à la suite de la marche et à la fin de la journée.

Urine modérément trouble, purulente ; très peu d'albumine, pas de sucre.

Urètre: non seulement ne présente pas de rétrécissement, mais il est très large. Capacité vésicale normale.

Vessie : au cystoscope, ni humeur, ni calcul, un peu de rougeur et état légèrement verruqueux de la muqueuse dans le voisinage du col.

Très léger degré de cystocèle.

Reins. — Le droit n'est pas accessible. Le gauche est

senti dans les fortes inspirations ; on perçoit son pôle inférieur. Cet examen est facilité par une paroi abdominale très aisément dépressible. La malade déclare n'avoir jamais souffert des reins ; cette réponse est restée identique pour des demandes réétirées avec insistance.

Utérus en antéversion, petit, très mobile.

Annexes. — Néant. Une cicatrice dans le Douglas. État général, passable ; a maigri de 9 kilogrammes (53 au lieu de 62).

Examen bactériologique. — Examen négatif au point de vue du bacille de Koch. Un cobaye inoculé et sacrifié après trente-cinq jours ne portait aucune lésion. Des cultures ont été faites aérobies et anaérobies ; ces cultures ont poussé très abondamment, surtout en milieu aérobie et ont donné des bacilles présentant les caractères du *Bacterium coli* (Mérieux).

Séparation de l'urine des deux reins avec l'appareil de Luys.

Vessie, capacité 300 grammes.

Urine totale fortement louche.

On obtient à droite de l'urine ambrée limpide.

Au microscope, on trouve de rares globules de pus et des bacilles.

A gauche, urine de couleur pâle, louche, présentant au microscope des bacilles et des globules de pus en quantité modérée, les uns isolés, les autres en petits grumeaux.

Quantité : Dans le même laps de temps, le rein droit fournit deux fois plus d'urine que le rein gauche.

Mode d'excrétion : Des deux côtés, l'urine sort par éjaculations nettes.

Analyse des urines séparées :

Reind roit.		Rein gauche.
Urée.	14,55 par litre.	6,71 par litre.
Chlorure . . .	14,04 —	9,31 —
Phosphate . . .	0,35 —	0,53 —
Albumine . . .	0 —	peu abondante.

A remarquer que l'urine a été rapportée au titre et que le rein droit a fourni dans le même laps de temps deux fois plus d'urine que le gauche).

L'examen microscopique a montré dans les deux urines les mêmes bacilles coliformes et d'autres bacilles ovoïdes en forme de fuseaux ressemblant au Bacillus lactis aerogenes.

29 juin 1903. — *La séparation ayant prouvé que le pus venait du rein gauche, je pratique le cathétérisme de l'uretère gauche après lavage soigné de la vessie. L'urine du rein gauche sort par éjaculation ; elle est très louche et moins ambrée que l'urine du rein droit. L'urine droite est recueillie par une sonde placée dans la vessie*

Le contraste entre les deux urines est manifeste.

Au microscope, examen sans coloration, on trouve :

Urine gauche : leucocytes en grand nombre, bacilles en grand nombre, cellules épithéliales de formes diverses en raquettes ovalaires.

Urine droite recueillie par une sonde placée dans la vessie. Sur trois préparations, on arrive à trouver un leucocyte, divers débris, un assez grand nombre de cellules, les unes arrondies, les autres ovalaires. Pas de bacilles.

6 juillet. — *Deuxième cathétérisme de l'uretère gauche.* Il s'écoule d'abord 55 grammes d'urines très louches, goutte à goutte, sans interruption ; le bassinet étant ainsi vidé, l'urine sort ensuite par éjaculations. Lavage du bassinet, trois ou quatre seringues à instillations (6 grammes

de contenance), avec une solution au nitrate d'argent à 1 pour 100.

En juillet et en août, *on fait sept autres lavages du bassinet* avec la même solution. On constate à chaque séance un résidu rénal variant de 30 à 55 grammes. L'état de l'urine reste le même.

12 août. — *Dixième cathétérisme de l'uretère.* Résidu : 25 grammes, louche. Injections de 2 à 3 grammes de solution de bleu de méthylène à 5 pour 100. L'après-midi et la nuit suivante, vives douleurs autour de la taille et malaise général.

24 août. — Après l'injection du bleu de méthylène l'urine est beaucoup plus trouble. Aujourd'hui, l'urine trouvée dans la vessie est trouble et d'odeur ammoniacale.

Onzième cathétérisme de l'uretère. A partir de 55 grammes l'écoulement commence à devenir intermittent, mais le liquide est encore plus purulent qu'au début de l'évacuation, puis il se clarifie peu à peu, l'évacuation étant terminée et le bassinet lavé par l'urine.

On fait un abondant lavage du bassinet ; pendant deux heures on fait passer, en alternant, de l'eau boriquée bouillie, de la solution nitratée à 5 pour 100 et à 1 pour 100. L'urine résiduelle est acide malgré sa mauvaise odeur ; elle contient du pus et quelques hématies.

28 août. — *Douzième cathétérisme.* Le passage de la sonde dans l'uretère est un peu douloureux. Résidu : même quantité, mais très amélioré, presque limpide et sans odeur. Lavage, d'abord avec du nitrate à 1 pour 100, puis 20 grammes à 5 pour 100, puis plusieurs seringues à 1 pour 100. On arrète là, car il vient un peu de sang.

Les onzième et le douzième cathétérisme ont produit une très grande amélioration de l'urine. Les douleurs au canal ont disparu presque complètement.

L'état général a subi une amélioration parallèle et, pendant le mois de septembre, la malade a engraissé de plusieurs kilogrammes.

14 octobre. — *Treizième cathétérisme*. Résidu rénal, 75 grammes. L'urine ne laisse à peu près rien à désirer. Abondant lavage nitraté à 1 pour 100, puis quatre à cinq seringues à instillation à 5 pour 100 ; n'en souffre pas,

La malade a été revue depuis à diverses reprises ; la guérison se maintient.

Le dernier examen a été fait en janvier 1904, trois mois après le dernier cathétérisme. Il a permis de faire les constatations suivantes : urine limpide ; par le repos, il se forme un léger dépôt constitué par des cristaux d'acide oxalique et de très rares globules de pus. Pas d'albumine.

Parfois, la malade éprouve un peu de cuisson au bout du canal si elle absorbe des choses irritantes.

Mictions : 0 la nuit, 3 à 4 le jour.

Elle ne souffre nullement des reins, comme toujours elle l'a affirmé ; le rein droit n'est pas accessible. Dans les fortes inspirations, on sent le pôle inférieur du rein gauche.

Enfin, voici l'examen bactériologique de l'urine recueillie dans la vessie :

Au microscope, après centrifugation et coloration par le bleu de Kühne, on ne trouve aucune forme suspecte. Les cultures aérobies et anaérobies sont restées stériles après quarante-huit heures d'étuve à 75 degrés (Mérieux).

On peut donc conclure que le bassinet à été stérilisé.

Observation XXX

Pyélonéphrite droite. — Cathétérisme urétéral bilatéral.

M. X..., vingt-six ans, entre le 26 avril, à l'hôpital Saint-Joseph.

Antécédents généraux. — Père et mère vivants en bonne santé. Cinq frères ou sœurs vivants, bien portants, un frère mort d'affection inconnue. Très bonne santé, aucune maladie jusqu'alors.

Antécédents spéciaux. — Blennorragie, il y a deux mois, non encore guérie. Pas de syphilis. Jamais de coliques néphrétiques. Jamais de sables, ni graviers. Légères hématuries terminales il y a un mois et demi pendant trois ou quatre jours. Depuis, pas d'autres hématuries.

Affection actuelle. — Entré pour pyurie et polyurie sans fréquence des mictions très marquées, sans dysurie.

L'écoulement gonorréen débuta le 21 février dernier. Il fut alors traité au santal, à l'essence de térébenthine et au salol sans injection. On a commencé les injections le 22 mars (au permanganate), injection seulement urétrale.

Depuis le 3 mars, il a eu des douleurs en urinant avec des hématuries terminales pendant trois ou quatre jours. A ce moment, pollakiurie (à chaque instant), nuit et jour pendant quatre ou cinq jours.

Depuis le 15 mars, douleur dans le rein droit. La douleur rénale, très vive, au début a diminué un peu. Elle venait par crises durant deux jours. Actuellement, la douleur rare dure deux ou trois heures.

Mictions, trois ou quatre fois par jour.

Deux par nuit.

Pas de douleur.

Urine : Trouble purulente q = 2500 à 3 litres, boit beaucoup. Albuminurie marquée. Pas de sucre. Pas d'hématurie.

Urètre : Goutte urétrale à la pression.

Vessie : Capacité, 300 grammes.

Prostate : Rien d'anormal.

REINS ET URETÈRES.—Le malade accuse parfois des douleurs dans la région rénale droite. Il semble que l'on sente l'extrémité inférieure du rein droit. Pas de point parombilical. Point sous-costal.

Testicules, épididyme cordon : Rien.

Etat général : Bon. Rien au cœur, ni aux poumons.

Traitement. — Cystoscopie. Cathétérisme urétéral.

13 mai 1904. — Muqueuse uniformément rouge et œdématiée, par place; elle est irrégulière tomenteuse.

Les orifices urétéraux sont facilement découverts; ils sont normaux. Le cathétérisme de l'uretère droit est facile, il s'écoule de l'urine louche, non ambrée, qui, au microscope, présente quelques globules de pus. La sonde urétérale peut être enfoncée très loin dans toute sa longueur. Il est probable qu'elle est recroquevillée dans le bassinet. Instillation nitratée.

16 mai 1904. — Il semble qu'il y ait amélioration ; l'urine est plus ambrée et moins trouble.

19 mai. — *Cathétérisme urétéral droit.* Il s'écoule par la sonde environ 8 centimètres cubes d'urine goutte à goutte, sans intermittence, qui semble avoir été en rétention dans le bassinet, après quoi l'urine sort moins vite et par goutte. On injecte ensuite trois seringues de nitrate d'argent à 5 pour 100.

20 mai. — Lavage de la vessie.

24 mai. — *Cathétérisme urétéral gauche.* La sonde ne peut être poussée dans l'uretère gauche a plus de 17 centimètres,

soit qu'il existe un obstacle sur le trajet, soit que la sonde n'ait pas bien fonctionné.

L'urine qui s'écoule est claire. Lavage au nitrate d'argent. Au microscope, pas de globule de pus.

26 mai. — Cathétérisme de l'uretère droit. La sonde a pénétré à une profondeur excessive presque toute la longueur. Il s'écoule d'abord 8 centimètres cubes de liquide par gouttes, sans éjaculation; puis l'urine apparaît bientôt, éjaculée, mais ces éjaculations ne sont pas très nettes. Toute cette urine du rein droit est très remarquablement améliorée, elle est parfaitement limpide et contient seulement quelques petits points en suspension, dont la nature sera déterminée par le microscope. Un peu d'albumine.

Au microscope, on ne trouve pas de leucocytes, les points en suspension ne sont pas du pus.

2 juin. — Urine très améliorée, a peine louche; le premier verre un peu plus que le deuxième. Pas d'albumine. Quitte l'hôpital.

9 juin. — Revient à l'hôpital avec des urines à peine louches.

Analyse d'urine du rein droit (Mérieux) :

Analyse chimique (Quantité : 9 cent. cubes) (16 mai 1904).

Chlorures en Na Cl	0,62 par litre
— —	0,059 par 9 c. c.
Phosphates en P^2O^5. . . .	0,52 par litre
— —	0,056 par 9 c. c.
Urée	6,01 par litre
—	0,054 par 9 c. c.

Analyse bactériologique du rein droit : On n'a pas trouvé de bacilles de Koch, mais seulement quelques cocci que les cultures ont servi à identifier : ce sont des staphylocoques blancs.

Un cobaye a été inoculé pour la recherche du bacille de Koch.

Examen bactériologique de l'urine vésicale (29 mai 1904).

Les urines ont été centrifugées; le dépôt traité par la méthode de Trevitick a été examiné après coloration par la méthode de Ziehl-Kühw.

Au microscope : on n'a pas trouvé de bacilles de Koch, ni autres microorganismes.

Les cultures aérobies et anaérobies n'ont pas poussé après quarante-huit heures d'étuve.

Un cobaye a été inoculé pour la recherche du bacille de Koch.

Examen bactériologique de l'urine du rein gauche. — (28 mai 1904).

Les urines ont été centrifugées; le dépôt obtenu a été examiné après coloration spécifique des préparations n'a montré ni bacilles de Koch, ni autres microorganismes.

Des cultures aérobies et anaérobies ont été faites.

Après quarante-huit heures d'étuve à 35 degrés, elles sont restées complètement stériles.

Un cobaye a été inoculé pour la recherche du bacille de Koch.

Les cobayes inoculés n'ont pas présenté de lésions suspectes.

22 juillet. — Revient se montrer. Bon état général.

Urine émise spontanément, un peu louche, se clarifie en partie par adjonction d'acide acétique ; au microscope, rares globules de pus.

Pas d'albuminurie.

Prostate : Au toucher, rien d'anormal, l'urine émise après massage contient des globules de pus en quantité modérée.

Vessie : Capacité, 300 grammes.

Cystoscopie : Comme précédemment, muqueuse rouge, mamelonnée.

Orifices urétraux : Normaux.

Cathétérisme de l'uretère droit : Le cathétérisme (n° 6) pénètre très profondément ; il n'y a pas d'éjaculations nettes. Il se peut qu'il y ait un peu de rétention rénale. L'urine obtenue par ce cathétérisme ne laisse rien à désirer.

Reins : Non accessibles.

CHAPITRE VI

CATHÉTÉRISME DES URETÈRES ET SÉPARATION ENDO-VÉSICALE

Dans l'exposé que nous avons fait précédemment (§ 1 du chapitre 1er) des différentes méthodes de séparation des urines des deux reins, nous n'avons point parlé de la séparation endo-vésicale, nous réservant d'y revenir en ce chapitre où nous essaierons de mettre en parallèle, autant que faire se peut, le cathétérisme des uretères et le cloisonnement vésical.

Cette dernière méthode est de date toute récente. Le professeur Lambotte[1], de Bruxelles, en eut la première idée. A l'aide d'un ingénieux appareil, il put, sur le cadavre et sur le vivant, effectuer la séparation des urines. Aucune publication ne fut d'abord faite de cette invention, qui fut une véritable trouvaille, et Lambotte, en une lettre privée (Lambotte cité par Luys), écrivait :

Je n'ai appliqué mon procédé que peu souvent, non que je n'en aie retiré aucun avantage, mais parce que ma pratique ne m'en a pas offert très souvent l'occasion, et que, d'ailleurs, j'ai toujours évité autant que je l'ai pu, une

[1] E. Lambotte, *Journ. de Méd., de Chirg. et de Pharm.*, Bruxelles 1890, n° 20, p. 607, 671 et 755.

exploration, qui, malgré tout, reste assez désagréable, surtout chez l'homme.

Harris en 1898 [1] établissait la séparation de la vessie en deux loges par un levier rectal chez l'homme, vaginal chez la femme, le levier, en soulevant le bas-fond vésical, formait deux rigoles correspondant à chaque uretère. Deux sondes métalliques venaient, par l'urètre, puiser, dans ces dépressions gauche et droite, l'urine du rein correspondant.

Downes (de Philadelphie), Nicolich, de Trieste [1] modifièrent et perfectionnèrent l'appareil de Harris.

Luys, dans des recherches personnelles, se rendit compte que l'on pouvait établir une division de la cavité vésicale en déprimant la paroi inférieure, au lieu de la soulever, en creusant un fossé au lieu de former un toit. Le fossé creusé, Luys établissait une cloison étanche au milieu de la vessie et l'urine de chaque rein s'écoulait ainsi dans le canal correspondant creusé dans la tige de l'appareil.

Le principe essentiel qui dirigea constamment mes recherches, écrit Luys, et auquel je suis resté toujours fidèle dans la construction des types successifs de mon séparateur, fut d'*élever une cloison étanche dans cet étroit espace compris entre le milieu des orifices urétéraux et l'orifice urétral.* De cette manière, on devait recueillir de chaque côté de la cloison, le produit séparé de chaque rein, pourvu toutefois

[1] Harris (M. L.) : A new and simple method of obtaining the urin separateley from the two Kidneys in either sex. *(Journ. of the American medic. Associat. Chicago*, 29 january 1898).

[1] M. Nicolich a bien voulu nous adresser ses publications à ce sujet, nous lui adressons nos respectueux remerciements.

qu'on prît le soin d'assurer un libre cours à l'urine au dehors, en ne la laissant pas s'accumuler dans la vessie.

Ce principe dérivait du reste de la simple constatation des conditions anatomiques. En effet, l'urine de chaque rein reste séparée de celle du côté opposé tant qu'elle est contenue dans l'uretère, elle ne tend à se mélanger que dans le court espace compris entre l'orifice urétéral et l'orifice urétral (pourvu, bien entendu, qu'elle trouve à s'évacuer facilement au dehors par ce dernier, au fur et à mesure de sa production). Il suffisait donc de trouver le moyen d'élever dans ce court espace une cloison suffisamment haute, pour que les orifices urétéraux fussent situés sur ses parties latérales et non pas au-dessus d'elles.

Chacun sait, en effet, que les trois éléments du trigone, c'est-à-dire l'orifice urétral, et les deux orifices urétéraux droit et gauche, ont entre eux des rapports d'une constance remarquable. La distance qui sépare les deux orifices urétéraux l'un de l'autre oscille toujours entre 20 à 30 millimètres ; de même la distance qui sépare le milieu de l'espace inter-urétéral de l'orifice urétral, est toujours sensiblement la même et mesure environ 25 à 30 millimètres. La fixité de ces rapports est abolue et complètement indépendante des dimensions de la vessie.

De plus, on sait que la région du trigone vésical est une des plus inextensibles de la vessie.

De ces données anatomiques, il est facile de formuler cette conclusion :

A des points de repère toujours fixes, toujours semblables, doit correspondre un instrument de dimensions fixes et uniformes.

C'est ce qui fut mon guide dans mes premières recherches, pour la construction de mon premier modèle de séparateur, présenté à l'Association française d'Urologie en octobre 1901.

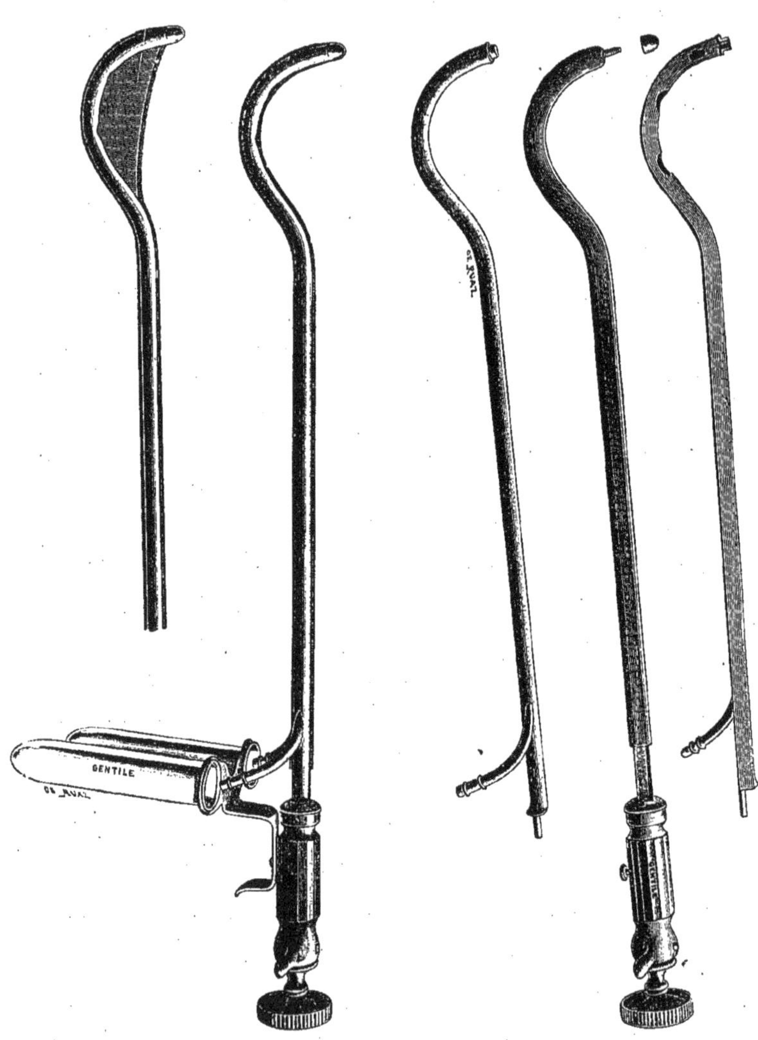

Séparateur de Luys (membrane déployée, membrane fermée).

Séparateur de Luys (les 3 pièces étant détachées).

Voici, d'ailleurs, expliqués par l'auteur lui-même, les principes sur lesquels il s'est appuyé pour la construction de son appareil :

L'instrument se compose de trois parties réunies ensemble : deux sondes métalliques et une pièce intermédiaire.

On voit, d'après la figure, la courbure et la disposition de ces pièces. Chacune des sondes vient s'appliquer l'une à gauche, l'autre à droite de la pièce intermédiaire. Voyons la description de celle-ci : c'est une tige aplatie. Dans la concavité de cette lame et formant la corde de l'arc constitué par l'extrémité de cette lame métallique peut se tendre ou se détendre une chaîne analogue à celle de la scie à chaîne. Toute la pièce est recouverte par une chemise en caoutchouc et l'on comprend ainsi que, lorsque la chaîne est tendue, il s'élève entre les deux sondes une véritable cloison, tandis qu'au contraire, lorsqu'elle est détendue, l'élasticité du caoutchouc applique la chaîne sur la concavité de la cloison métallique. La manœuvre du rideau de caoutchouc est commandée par une vis située à l'extrémité libre du manche de l'instrument.

Manœuvre de l'appareil [1] :

Nous passons sur la préparation de l'appareil et du malade (Voir Luys, *loc. cit.*). Tout étant prêt, on laisse dans la vessie préalablement et soigneusement lavée

[1] Nous décrivons rapidement et dans ses principaux traits la technique de la manœuvre du séparateur, renvoyant pour plus de détails à l'ouvrage récent de Luys, déjà cité : *La séparation de l'urine des deux reins*, Paris, Masson, 1904.

30 à 40 grammes d'eau boriquée, pour amorcer les siphons constitués par les sondes du séparateur. Celui-ci est abondamment lubrifié :

1° *Chez la femme*, l'introduction ne présente aucune difficulté. Si l'urètre est de dimensions trop petites, on le dilate en y passant deux ou trois bougies d'Hégar.

2° *Chez l'homme*, le malade étant couché horizontalement, le séparateur préalablement bien lubrifié, est introduit dans l'urètre. Il est très facile de pousser son introduction comme celle d'un Béniqué, de manière que l'extrémité vésicale du séparateur vienne affleurer au niveau du col vésical. Mais il est ensuite nécessaire d'introduire toute la partie curviligne de l'instrument dans la vessie. Pour ce faire, *il est indispensable d'abaisser fortement le manche de l'instrument*, de pousser légèrement, et l'on est tout étonné de voir l'instrument filer de lui-même dans la vessie.

Avec deux doigts de la main gauche, on bouche alors les orifices des sondes et, en agissant sur le volant, on tend complètement la membrane de caoutchouc. Ceci fait, on laisse couler les sondes et l'on se rend compte qu'aucune d'elles n'est bouchée.

Si l'introduction a été bien faite, il n'y a aucune douleur au moment de l'élévation de la cloison, celle-ci étant située tout entière dans la vessie et ne pouvant dilater le col.

Le malade est alors mis en position assise, en relevant son tronc soit avec le dossier d'une table spéciale, soit avec des oreillers et une chaise renversée. Ceci fait, on ramène légèrement à soi l'instrument, de manière que la courbure du séparateur vienne bien repérer le col vésical. Puis on relève doucement le manche, ce qui applique exactement la convexité des sondes sur le bas-fond vésical.

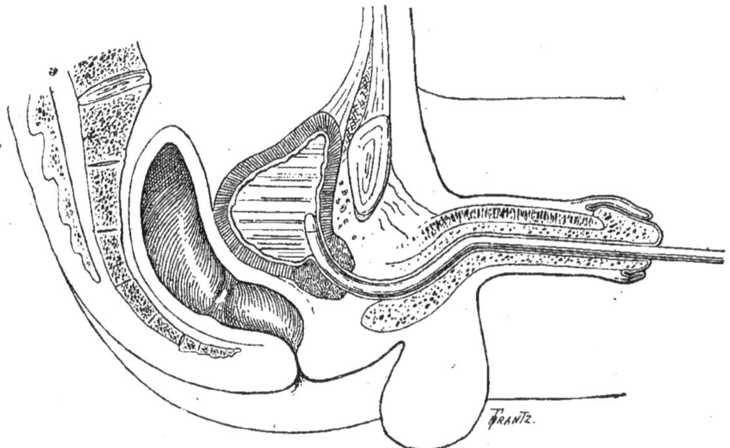

Séparateur de Luys incomplètement introduit.

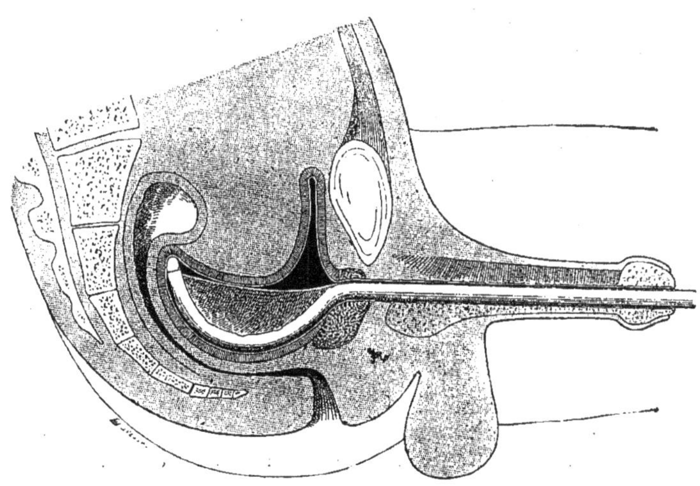

Séparateur dans sa place normale intravésicale, la membrane tendue.

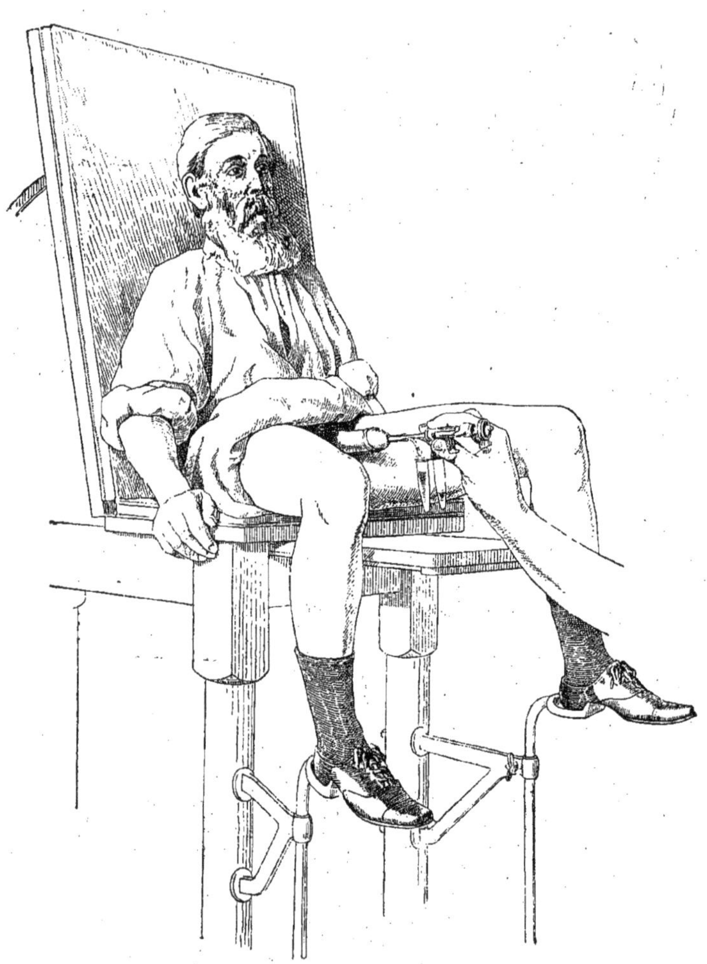

Position du malade et de l'appareil pendant la séparation.

Si l'on a soin de combiner avec une grande douceur les deux mouvements : la traction légère à soi, puis l'élévation du manche de l'instrument, on peut être certain que le cloisonnement est parfait, et que les urines ne se mélangent pas.

Point n'est besoin d'employer de la force ; il faut simplement mettre en jeu l'élascité des tissus, sentir doucement la résistance du col et du bas-fond vésical pour être certain d'être bien placé.

Du reste, on peut pratiquer à ce moment le toucher rectal chez l'homme ou vaginal chez la femme, afin de bien s'assurer que la courbure de l'instrument est normalement placée tout près du col.

On attend ensuite patiemment que l'écoulement de l'urine se fasse par les sondes. En effet, il ne faut pas être trop pressé de recueillir ce qui coule des sondes, car, de l'eau boriquée que l'on a introduite dans la vessie pour amorcer les sondes il reste encore quelques gouttes, lesquelles poussées par derrière par l'urine sortiront les premières des sondes. De telle manière que si on les recueillait de suite, on diluerait ainsi d'autant les urines séparées, ce qui fausserait les résultats de l'analyse chimique. On a donc tout intérêt à être patient et à ne recueillir les urines que lorsque l'on est sûr que ce qui coule est nettement de l'urine.

C'est seulement quand on voit s'établir rythmiquement les jets d'urine par les sondes, quand le liquide évacué commence à être teinté, qu'alors on place sous les sondes deux tubes pour recueillir les urines séparées. Le manche de l'instrument peut alors être fixé sur un support, et l'opération est abandonnée à elle-même.

En fait, je ne me sers qu'exceptionnellement de ce support, et j'estime même que son usage est défectueux. En effet, le malade peut se déplacer inconsciemment et glisser en avant. La courbe du séparateur quitte alors le contact avec le col vésical, et la séparation n'est plus exacte. La main de l'opérateur, au contraire, suit les mouvements du malade, et maintient toujours exact le repérage du col.

Nous avons insisté à dessein sur la description de l'appareil de Luys, dont nous avons une certaine expérience personnelle. M. Rafin l'emploie d'une façon courante.

Diviseur gradué de Cathelin.

L'appareil de Cathelin repose également sur le principe de cloisonnement vésical ; il a cherché à réaliser un perfectionnement sur le précédent par une adaptation possible à la capacité vésicale.

Cet instrument, très simple, comprend essentiellement un tube plat médian renfermant à l'intérieur une membrane éventail caoutchoutée, qu'un mandrin peut faire glisser et développer plus ou moins en formant écran séparateur dans la vessie ; deux tubes métalliques latéraux sont susceptibles d'être rabattus jusqu'aux orifices urétéraux dans les deux moitiés vésicales. L'ensemble répond au n° 23 de la filière Charrière.

1° *Tube médian.* — Le tube médian se termine du côté vésical par un bec ressemblant à celui d'un explorateur ou d'uu lithotriteur n° 2. On l'a fait ainsi pour pouvoir accrocher sûrement le pubis et pour se repérer (Guyon). Ce bec est *cannelé* sur la ligne médiane, ce qui a pour but de maintenir la membrane dans un plan vertical et bien médian. Enfin, l'ouverture du tube au niveau du bec se continue en fente au niveau de la paroi inférieure, laquelle répond au col et à l'urètre postérieur. Cette disposition très simple nous permet donc de diviser en même temps que la vessie le *col et l'urètre postérieur*, qui, lui-même, n'est qu'une seconde vessie (Guyon).

Du côté libre, le tube se termine par une presse-étoupe, qui assure l'étanchéité.

Dans l'intérieur de ce tube plat joue un *mandrin gradué*, à l'extrémité duquel est fixée la membrane par un système de lame à ressort; cette tige est graduée d'après la détermination des diamètres de sphéroïdes de o à 300 grammes de capacité, les sphéroïdes représentant les vessies et la graduation est exprimée en grammes, de sorte qu'en pre-

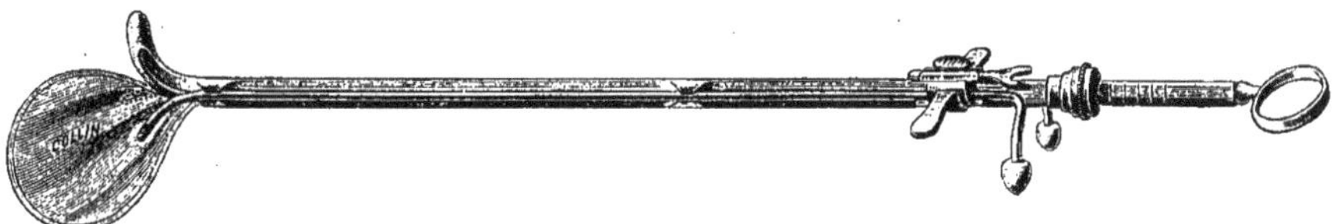

Diviseur gradué de Cathelin.

nant la capacité du malade, par injection d'eau avec une seringue de Guyon, on sait immédiatement à quel chiffre de la graduation il faut arrêter le développement de la membrane.

2° *Tubes métalliques latéraux.* — De chaque côté du tube médian sont deux tubes latéraux métalliques ronds et non plats, répondant aux sondes urétérales n° 8. Du côté vésical, elles sont recourbées et se logent dans des encoches ou évidements du bec de l'instrument, l'œil étant caché en dedans, pour ne pas s'obstruer dans la travée urétrale. Du côté libre les extrémités des sondes sont verticales et maintenues réunies dans le passage de l'urètre par un système glissière à corne. On peut facilement, ces branches servant de levier, les rabattre latéralement « au nez de l'uretère » qu'elles continuent et sans creuser la vessie, grâce à des butoirs qui les arrêtent à l'horizontale.

8° *Membranes perfectionnées.* — La membrane, âme de l'appareil, est essentiellement formée d'un ressort d'acier et d'une mince feuille de caoutchouc, enveloppant le ressort dont les deux extrémités se rejoignent et se soudent ensemble dans une petite pièce cubique à encoche qui se fixe à l'extrémité du mandrin, maintenue par une pointe de la lame à ressort.

La membrane de caoutchouc est simple et non double, de sorte que les deux moitiés du ressort en se rapprochant la plient comme un éventail et la font rentrer facilement dans le tube médian. En sortant du tube, le ressort, en se dilatant, déplie la membrane sans tirer sur elle ; il n'en aurait pas la force.

Nous ne comparerons pas ici ces deux appareils, renvoyant aux publications de leurs inventeurs respectifs. De nombreuses séparations ont été faites avec l'un et l'autre et les résultats en sont le plus souvent satisfaisants. Mais il est bien des cas où il faut savoir leur préférer le cathétérisme.

1° Il donne une plus grande sécurité dans la séparation réelle des urines.

2° C'est le seul moyen permettant de recueillir directement l'urine rénale, sans possibilité de contamination dans son passage par la vessie.

3° Il permet d'explorer en même temps l'uretère.

4° Par le cathétérisme, on peut recueillir les urines pendant longtemps sans que le chirurgien soit obligé de rester près du malade, comme avec les séparateurs.

Pratiquement, on ne laisse guère les séparateurs que vingt minutes à une demi-heure. Or, nous savons que, pour un bon examen de fonctions rénales, il faut au moins deux heures.

5° Le cystoscope est plus facile à introduire que les séparateurs.

Le cathétérisme urétéral peut être en même temps thérapeutique[1].

On a reproché au cathétérisme d'être dangereux. Nous avons vu (chapitre premier) ce qu'il fallait penser de ce danger.

On a dit qu'il pouvait donner des résultats faux, en laissant écouler de l'urine entre la sonde et l'uretère. Contre cette objection, on emploiera les sondes d'Albarran ayant un petit renflement au-dessous des yeux[2].

Il ne faudrait du reste pas conclure que le cathétérisme urétéral est à l'abri de toute cause d'erreur. Il

[1] Pendant que ces lignes étaient sous presse, M. Rafin a eu l'occasion d'examiner une malade chez laquelle M. Goullioud avait pratiqué une urétéro-cysto-néostomie de l'uretère gauche. L'uretère avait été implanté sur la partie latérale gauche de la vessie, sensiblement plus haut et plus latéralement que l'orifice urétéral normal.

La séparation, faite avec l'appareil de Luys, n'a donné de l'urine que du côté droit. Le lendemain, le néo-orifice a été cathétérisé, et le cathéter enfoncé à 6 centimètres ; on a obtenu de l'urine d'une limpidité parfaite, évacuée selon le mode rythmique normal.

[2] Kapsammer a étudié cette cause d'erreur dans sa communication « Ueber Ureteren Katheterismus und functionnelle moren Diagnostic » Société des Médecins de Vienne, 1903.

est permis de supposer que la sonde urétérale peut entraîner avec elle des agents microbiens dans la traversée vésicale et que ces agents viendront infecter l'urine du rein cathétérisé. Il en sera de même des éléments, figurés qui seront charriés dans la sonde par le liquide vésical. Le cathétérisme peut provoquer, par action traumatisante, une légère hématurie qui sera attribuée indûment au rein. Aussi, pour prévenir ces erreurs, est-il bon de faire plusieurs prises d'urine et d'examiner seulement les dernières.

Le cathétérisme enfin, dit-on, n'est pas toujours possible. Mais il en est de même de la séparation.

Seule la difficulté de sa technique pourrait être un obstacle sérieux à son emploi.

Telles sont, résumées, les conclusions d'Albarran au Congrès de Madrid.

Si maintenant nous nous en tenons à ce que nous avons pu observer sur les malades séparés ou cathétérisés, nous voyons que ces conclusions doivent être maintenues ici.

Le cathétérisme est incontestablement supérieur, en soi, à la séparation, à la seule condition qu'il soit bien compris et bien manié, c'est-à-dire, une fois de plus, qu'il demande une pratique constante.

Au chirurgien qui ne fait pas d'une façon suivie le cathétérisme des uretères, la séparation sera plus abordable et pourra le plus souvent lui suffire.

Albarran appréciant les deux méthodes formule son opinion de la façon suivante :

« Chez l'homme, on préférera le cathétérisme urétéral aux séparateurs. »

« Chez la femme, lorsque la vessie est saine, lorsqu'il n'y a pas d'infection, lorsqu'une hématurie commande l'examen cystoscopique, le cathétérisme urétéral nous paraît préférable. »

« En cas de vessie infectée, lorsqu'on peut se contenter de séparer les urines pendant une demi-heure : si la vessie présente une capacité suffisante, on emploiera l'appareil de Luys ; si la capacité vésicale est petite, on essaiera le diviseur de Cathelin.

« En cas de doute, après la séparation des urines, on aura recours au cathétérisme urétéral. »

Enfin, lorsque, pour une raison quelconque, on ne pourra pas pratiquer le cathétérisme urétéral, on essaiera les séparateurs aussi bien chez l'homme que chez la femme. »

Mais, ainsi que le fait remarquer Albarran, il s'agit là d'une question en pleine évolution et sur laquelle il n'est pas possible d'établir encore des données précises.

CONCLUSIONS

I. Le cathétérisme des uretères est la méthode idéale pour déterminer la localisation rénale ou vésicale des affections urinaires, et pour apprécier la valeur fonctionnelle, normale ou pathologique de l'un et de l'autre rein.

II. En pratique, à cause de ses dangers, à cause de sa technique parfois difficile, il demeure l'apanage des spécialistes.

III. Le cathétérisme urétéral constitue en France, en dehors de l'école de Necker, une méthode d'exception, alors qu'à l'étranger, et en Allemagne surtout, ce procédé d'exploration est d'un emploi presque courant comme le montrent les opinions autographes que nous avons recueillies.

IV. Exécuté avec une technique précise et selon des indications rigoureuses, il n'offre pas les dangers que lui opposent ses détracteurs. Les observations d'Albarran, de Casper, de Nitze, de Pasteau, de Kolischer, de Kapsammer, etc..., qui se chiffrent maintenant par milliers et enfin la contribution des cas personnels que nous publions ici, en sont une preuve indiscutable.

V. Au point de vue physiologique, il a permis de se rendre compte exactement du fonctionnement normal de chaque rein.

VI. Au point de vue diagnostique et au point de vue des indications de la néphrotomie et de la néphrectomie, il peut rendre au chirurgien de signalés services.

VII. Actuellement, il cède parfois le pas à la séparation endo-vésicale des urines, depuis que la méthode de Lambotte, vulgarisée par Luys et Cathelin est devenue plus pratique. Mais, en général, les données de la séparation sont moins précises que celles du cathétérisme.

VIII. D'ailleurs, les diverses méthodes d'exploration des voies urinaires actuellement employées, cystoscopie, cathétérisme des uretères, et cloisonnement vésical, ne doivent pas s'ériger en rivales. Elles ont leurs indications respectives, et souvent même des indications communes. La séparation, dans bien des cas, devra précéder le cathétérisme, et alors, ou bien elle permettra d'en éviter la manœuvre au malade, ou bien d'en poser l'indication ou la contre-indication formelle.

IX. Au point de vue thérapeutique, le cathétérisme urétéral a donné quelques résultats qui, sans être très nombreux, constituent un encouragement à un emploi plus fréquent.

INDEX BIBLIOGRAPHIQUE

1897. Achard et Castaigne. — Sur l'élimination du bleu de méthylène (Soc. méd. des Hôp , 30 juillet 1897).

— — Sur l'application du bleu de méthylène au diagnostic de la perméabilité rénale (Soc. méd. des Hôp., juin 1897 et Soc. méd. des Hôp., 1898).

1901. Adenot. — Rein mobile avec crises douloureuses par rétention. Cathétérisme de l'uretère. Amélioration très marquée (Lyon méd., 1901, p. 160).

1902. Adrian (C.). Die diagnostiche Bedentung des ureteren-Katheterismus (Centralblatt. f. de Grenzgeb. de Med. und. chir. Jena 1902, V, 888, 897).

1891. Albarran et Lluria. — Cathétérisme permanent des uretères (Soc. biol. 1891).

1892. Albarran. — Tumeurs de la vessie, Paris, Steinheil.

1894. — Urétérotomie externe avec cathétérisme à demeure de l'uretère (Cong. franç. de Chirurgie, Lyon, 1894 et Ann. de Guyon, 1894, p. 845).

— — Urétérotomie externe avec cathétérisme à demeure de l'uretère (Gaz. des Hôp. Paris, 1894, 1151).

1897. — Technique du cathétérisme cystoscopique des uretères (Revue de gynéc. de Pozzi, mai-juin 1897).

— — Congrès international de Moscou, 1897.

— — Centralblatt f. d. Krankh. der Harn-und Sex. Org., décembre 1891).

— — Pyélonéphrite tub. et cancer du rein (Congrès d'urologie, 1897).

1897. Alberran. — Hydronéphrose diagnostiquée cliniquement. Erreur reconnue par le cath. urétéral (Congrès d'urol. Paris 1897).

— — Fistule rénale traitée par le cathétérisme de l'uretère. Bulletin (Soc. de chir. Paris, 1897, 389).

1899. — Tuberculose rénale diagnostiquée par le cathétérisme urétéral, néphrectomie (Bulletin et Mém. Société de chir. de Paris, 1899), XXV, 827-828.

— — Nouveaux procédés d'exploration appliqués au diagnostic des calculs du rein, cathétérisme des uretères, radiographie (Ann. des mal. des org. gén.-urin. Paris, 1899, XVII, 673, 687, 1 fig.).

1901. — La sonde urétérale à demeure dans le traitement préventif et curatif des fistules rénales (XIIe Cong. intern. de méd. Sect. de chir, urin., 1900. Paris, 1902, C. r., 69-71).

— — La sonde urétérale à demeure dans le traitement préventif et curatif des fistules rénales, consécutives à la néphrotomie (Rev. de gynéc. Paris, 1901, 43-90).

1899. — Traitement des pyélites par le lavage du bassinet (Congrès d'urologie, Paris, 1899).

1904. — Recherches sur le fonct. normal comparé des deux reins (Ann. des org. gén.-urin. 1904, p. 81).

1900. — Néoplasmes primitifs du bassinet et de l'uretère (Ann. des org. génit.-urin., juillet et sept. 1900).

1903. Albarran et Imbert. — Tumeurs du rein, 1903.

1904. Albuquerque. — Endoscopie, cystoscopie, cath. des uretères (Ann. gén.-urin., 1904, p. 744).

1892. Alexander. — Congenital deformity of external female genitale entire absence of urethra spontaneous dorsal dislocation of the hiper as the result of efforts to retain urine correction of deformity and restoration of urethra by plastie operation : with some observations upon the technique of urethral catheterism (J. Cuton a genito-urin. N.-Y., 1892, X, 253-268).

1900. Bazy. — Rein tuberculeux enlevé par néphrectomie inutilité du cathétérisme préalable de l'uretère (Bull. et mém. Soc. de chir. de Paris, 1900, XXVI, 902-903).

— — Note sur le cathétérisme urétéral et sur l'intervention précoce dans la tuberculose rénale (Bull. et mém. Soc. de chir. de Paris, 1900, XXVI, 983-984).

1885. Bia. — Etude sur les fistules de l'uretére, Bordeaux, 1885, 8°.

1902. Bierhoff (F.). — A new cystoscope for the simultaneous catheterization of both ureters, and for double aurent irrigation of the bladden (Med. Nemo, N.-Y., 1902, CXXX, 444-445, 3 fig.)

1900. Boari (A.). — Chirurgia dell'ureter studio sperimentale e clinico con prefazione del prof. Albarran (Roma Soc. edit, Dante Alighieri, 1900, 8°, XIV, 444, p.).

1902. — Comptes rendus cliniques de la section chirurgicale de l'hôpital de Pescia, 1902 (Cipriani, Pescia, 1902).

1892. Boisseau du Rocher. — Cathétérisme urétéral (tum. des mal. des org. génit.-urin. Paris, 1892, p. 413).

1897. — Id. 1894, p. 51.

1886. Brodew. — De l'intervention chirurgicale dans les affections des reins. Paris, 1886.

1895. Brown (J.). — Catheterization of the mal ureters (John Hopkins Hosp. bull. Balt 1893, 73 Catheterization of the ureters in the mal John Hopkins Hosp. Bull. Balt, 1895, VI, 12-15).

1900. Bruni (C.). — Cistoscopia e cateterismo degli ureteri. Alle d. r. Accad. med. chir. Napoli, 1900, LIV, 112.

— Casper (L.). — Sur les progrès dans le cathétérisme des uretères (Med. Obozi Mask, 1900, LIV, 456-458).

1895. Casper (L.). — Der catheterismus der Uretere (Deutsche med. Leips. Berl. 1895, XXI, 104).

1899. — Therapeutische Erfahrungen über Ureteren Katheterismus (Berl. klin. Wehuschr, 1899, n° 127).

1895. — Der Katheterismus der Uréteren (Allg. med. Centr. ztg. Berl. 1895, t. XIV, 37).

1901. — Qurn Ureter Katheterismus (XIII Cong. intern. de med. sect. de chir, urin. Paris, 1901, C. r. 67-69).

1900. — Ueber Fortschritte des Ureteren Katheterismus (Med. Woche Berl., 1900, II, 483-484).

1902. Deschamps. — Diag. des affections chir. des reins (th. Paris, 1902).

1899. Desnos (F.). — Indications du cathétérisme des uretères (Presse med., 1899, 102-103).

1886. Dodge. — A case of pyon curedby cathet. of the Kidney (Phys. a surg. Detroit a Aun. Arbos, 1886, p. 112).

1902. J. Escat. — Uretérectomie secondaire totale (Assoc. franç. d'urol., Paris, 1902).

1901. Fedoroff (S. v). — Ein Kleiner Kniff zur teknik der Ureteren Katheterismus (Centralbl. f. Chir. Leipz., 1901, XXVIII, 332).

1886. Feuwick (E.-H.). — Suction of the male Ureters (Lancet Lond, 1886, II, 529).

1889. — Suction of the Ureters (Cutan a genito-urin. Dis. N.-Y., 1889, VII, 101-103).

F. Cathelin. — Le Diviseur vésical gradué (Presse méd., 14 juin 1902, n° 48, p. 570).

— — Application du Diviseur vésical gradué dans 12 cas types d'affections rénales (Soc. Biol., 21 juin 1902).

— — L'albumine de chaque rein étudiée spécialement après application du diviseur (Ibid.).

— — Pyonéphrose opérée ; présentation de tubes après application du diviseur (Soc. anatomique, 4 juillet 1902, p. 654).

1903. — Résultats cliniques de la séparation endovésicale des urines avec le diviseur gradué (1 aquarelle) (Revue de gynécologie et chirurgie abdominales, janvier-février, 1903, nº 1, p' 109).

1903. F. Cathelin (En collaboration avec M. le Dr Legueu).

1902. — Le diviseur vésical gradué à sondes métalliques, latérales mobiles (Congrès français d'urologie, octobre 1902.

— — Les urines des deux reins recueillies séparément avec le diviseur vésical gradué (Technique et résultats).

— — (Annales des maladies des voies urinaires, juil. 1902).

1903. — Le diviseur vésical gradué. Lettre ouverte au Dr Luys. 1er janvier 1903, Baillière.

— — Le cloisonnement vésical et la division des urines (Collection des « Actualités médicales », 1903).

— — Détails de technique dans l'application du diviseur. Interprétation des résultats (Annales des voies urinaires, 15 juin 1903).

— — La division de l'urine des deux reins (Congrès d'urologie, 7e session, octobre 1903).

1904. — Dix cas de division endovésicale des urines chez l'homme, suivies d'opérations.

— — (Annales de la Polyclinique centrale de Bruxelles, janvier 1904, p. 6).

— — Le cloisonnement chirurgical de la vessie chez le chien.

— — (Archives de médecine expérimentale et d'anatomie pathologique, janvier 1904, nº 1, p, 109 et 7e session du Congrès d'urologie, oct. 1903).

— — Le diviseur des urines. Journal des Praticiens, 30 avril 1904, p. 275, nº 18.

— — Note à propos de 12 cas de division endovésicale des urines des deux reins.

— — (Annales des voies urinaires, juin 1904).

1903. Cohn. — Le cathét. des uretères peut-il être remplacé par la séparation des urines (Berliner klin. Wochenschrift, 20 avril 1903).

1882. FLOTARD. — Dilatation de l'urètre chez la femme (Montpellier, 1882, 8°).

1904. FUTH (H.). — Beitrag zur Ureteren Chirurgie Centralbl. f. Gynäk. Leipz., 1904, XXVIII, 537-542.

1887. GARGAM. — Calculs de l'uretère (Bordeaux, 1887, 8°.

1901. GAGENTOM. — Cathétérisme des uretères, son application aux néphrites tuberculeuses et calculeuses (Saint-Pétersb., 1901, 1217-1229).

1895. GLAUTENAY (L.-F.-C.). — Contribution à l'étude de la chirurgie de l'uretère (Paris, th. de doct., 1895, 8°, n° 187).

1902. GROSS (L.). — The diagnostic and therapeutic value of ureteral catheterization will report of a case (N.-Y., N. J., 1901, LXXVI, 441-447).

1876. GRUNFELD. — Ueber Londirung des Harnleiters mit Hilfe des Eudeskeops (Wien med. Presse, 1876, XVIII, 919-949):

— — Ueber Londirung des Harnleiters (Allg. Wien med. zeitung, 1876, XXI, 223).

1903. HOGGE. — Ann. de la Soc. méd. chir. de Liège (avril 1903, p. 204).

1897. HOLLANDER. — Ueber den diagnostichen Werk des Ureteren Cathet. (Berl. belin Wihnsche, 1897, p. 740).

1888. HOLSTE (A.). — Ueber Harnlerterunterlindung Gottingen, 1888, 8°.

1887. HALLÉ (N.). — Les maladies chirurgicales de l'uretère, son exploration (Gaz. des Hôp., 1887, LX, 925-931).

1900. HARMONIC (P.). — Un cas de rétention d'origine rénale guérie par le cathétérisme de l'uretère (XIII Cong. intern. de méd. sect. de chir. urin., 1900, Paris, 1901, C. r. 42, 43).

1900. HARMONIC (P.). — Rev. clin, d'androl. et de gynéc., Paris, 1900, VI, 225-226.

1884. HARRISSON (R.). — A study on the deat subject relative to catheterism of ureten and exploration of the male bladder (Lancet, Lond., 1884, I, 198).

1905. HARTMANN et LUYS. — La séparation intra-vésicale de l'urine des deux reins (Travaux de chirurgie anatomo-cliniques. Steinheil, Paris, 1903).

1884. HUNTER (J.-B.). — Instrument for occluding the ureter (N.-York, M.-J., 1884, XXXIX, 447).

1889. HEIDENREICH. — Cathétérisme des uretères (Sem. méd., Paris, 1889, IX, 49).

1901. ILLYÈS (GEXA DE). — Der Ureteren Katheterismus im Dienste einiger neuerer Methoden der Nierendiagnostik (Deutsche Ztsche f. Chir., Leips 1901, LXI, 377).

1900. — Le cathétérisme des uretères appliqué à quelques méthodes nouvelles de diagnostic des maladies des reins (Ann. de Guyon, Paris, 1900, XVIII, 1233-1252).

1902. — Cathétérisme de l'uretère et radiographie (Ann. de Guyan, Paris, mars 1902, p. 335).

1896. LÉON IMBERT. — Le cathétérisme des uretères par les voies naturelles, mémoire inédit couronné par l'assistance publique à Paris, prix Civiale, 1896.

1897. — Hydronéphrose guérie par le cathétérisme des uretères. Soc. de chirurgie 4 juin 1897 (Schwartz et Imbert).

1898. — Le cathétérisme des uretères par les voies naturelles th. Montpellier, 1898, Baillière, 1898 (Gaz. des hôp., 18 juin 1898).

1900. — Le cathétérisme des uretères, ses indications et ses dangers dans la tuberculose rénale (Montpellier méd., 1900).

1901. — Un cas d'adénosarcome du rein (Montpellier méd., janvier 1901 et Ann. de Guyon, fév. 1901).

1903. Léon Imbert. — Nouvelle pile portative pour la cystoscopie (Congrès de Madrid, 1903).

— — Note sur l'éclairage endoscopique (Ann. de Guyon, 1er juin 1903).

— — Piles ou accumulateurs (Ann. de Guyon, 15 août 1903).

— — Pile portative (Congrès d'urologie, 1903).

1899. Israel James. — Was leistet der Uretherkatheterismus der Nierenchirurgie? (Berl. klin. Welmochr. 1899, janv, 2).

1888. Iversen. — Beitrag zur Katheterisation der Ureteren bei dem Manne (Contr. f. Chir., Leipzig, 1888, XV, 281-283).

1903. Jaboulay. — Résection d'un fragment d'uretère (Lyon méd., 1903, p. 755).

1888. Jacob (fils). — De l'utilité du cathétérisme des uretères dans les fistules uro-génitales (N. Arch. d'obst. et de gynéc., Paris, 1888, III, 435-446).

1904. Johnson (H.-M.). — A case of ureteral disease simulating cystitis with unusual tenesme following ureter catheterization (Interstate M.-J. Saint-Louis, 1904, 250-51).

1900. Katzenstein (M.). — Experimentelle untersuchungen über Kathetersterilisation, nebst Bemerkungen zur Asepsides Uretherkatheterismus (Berl. klin. Welmch., 1900, XXXVII, 818-822).

1892. Kelly (H.-A.). — My recent ureteral work (Ann. gynäc. a Pédiat. Phila., 1892-1899, VI, 440, 460).

— — The ureteral catheter (Ann. J. obst. N.-Y, 1892, XXV, 768-71).

— — Catheterization of the ureters (Ann. gyn. et Ped. Phila, 1892-1893, VI, 641-44, 2 p.).

1904. Kolischer (G.) et Schmidt (L. Z). — The problems of the technic y ureteral catheterization (J. Ann. M. Ass. Chicago, 1904).

1899. Kolischer (G.). — The catheterism of the ureters in the female (Ann. J. Surg. a gyn., Saint-Louis), 1899, XII, mai, 212-213.

1904. KOUCHEFF (Petre). — De la valeur diagnostique comparée de la division des urines et du cathétérisme des uretères (Montpel. th. de doctorat. 8°, 73 p,).

1897. KROTOSZYNER. — Cathet. of the ureters (Tr. M. Soc. Calif. San Fran., p. 846).

1890. LAMBOTTE. — Journ. de méd., de chir. et de pharmacie (Bruxelles, 1890, n° 20, p. 607, 672, 755.

— — Annales de la Soc. royale des Sc. méd. et naturelles de Bruxelles, 1900, p. 18.

1891. — Annales du cercle d'études médicales, Bruxelles, 1891.

1899. LANDAU (T.) — Der Harnleiterkatherismus in der Gynälcologie (Berl. Klin. Wilmschr., jan. 2, n° 1, 39).

1900. LATZKO (W.). — Ein neues Instrumentarium zur Vornahme endovesicaler Operationen und des Uretaen Katheterismus beim Weibe (Wien Klin. Rundschau, XIV, 736-738, 5 Fug.).

1901. LE DENTU et DELBET. — Rein mobile. Crises douloureuses avec rétention d'une minime quantité de liquide. Nephropexie guérison (Ann. de Guyon, 1901, p. 17).

1903. LEWIS (B.). — Ureter catheterism its purposes and practi cability, with the psesentation of a uretercystoscope for male and female (Saint-Louis Cour. Med , XXVIII, 331-397).

1901. LEWIS (Brausford). — Ureter catheterism in the male a new ureter cystoscope (Ann. J. Permat. a Genitourin. Dis. Saint-Louis, V, 104-109).

1899. LIELL. (E.-N.). — Cystoscopy and ureteral catheterization in women (Med. Rec., N.-Y., 4, VI, 10, 11).

1904. LOUP (P). — La séparation endovésicale des urines (th. Lyon, 1904).

1902. LUYS (L.). — La séparation de l'urine des deux reins (Presse méd., 1902, 11 janvier).

1902 LUYS Die Sondirung des Urins der beiden nieren (Centralblatt von spitze, Oberlaender. XIII, Baud, Hejt 10, 18 octobre 1902, p. 567).

1903. La séparation de l'urine des deux reins chez l'enfant (Ann. de Guyon, 15 fév. 1903).

— De la méthode de séparation de l'urine des deux reins dans la vessie (Rev. de gyn. et de chir. abd., Paris, n° 1, 1903).

LUYS et HARTMANN. — (Loc. cit.).

1897. MACKIÉ. — Cathétérisme urétéral (Ann. Gyn. Pediat, Boston, p. 719).

1903. MARGULIEZ (M.). — 200 hundert Fälle von Katheterismus der Ureteren (Monatsh. f. Urol. Berl., VIII, 449-470).

1897. MEYER. — Catheterisme of the urethers (Med. Rec. N. Y., p. 613).

1873-74. MORTON (T.-G.). — Suspected calculus un the urcher, direct examination of the ureters (Phila. M. Times, IV, 182).

1901. NICOLICH. — C. R. de l'Assoc. franç. d'Urologie (Paris, 1901, p. 526).

1902. Sur le diviseur vésical (Ass. franç. d'urologie, Paris, 1902).

Cateterismo dell' Uretere (VII° Congrès interprovincial de la Lombardie et de la Vénitie).

1895. NITZE (M.). — Ueber kystoskopische Diagnostik chirusgischer Nierenerkrankungen mit becouderer Berucksichtigung des Harnleiterkatheterismus (Diagnostic cystoscopique des affections chirurgicales du rein et cathétérisme des uretères (Berl. Klin. Woch., XXXII, 350-353).

— — Zum Katheterismus der Harnbeiter beim Maune (Centralbl. Cf. Chis, Leipz, XXII, 217-220).

1886. — PAULICK. Ueber Harnleitersondirung beim Weibe una thre proktische verwendung. (Wien. med.

Fr., 1886, XXVII, 1425, 1462, 1442, 1557, 1617, 1652).

1898. Pasteau. — Technique opératoire du cathétérisme des uretères (Cong. ass. urol., Paris, p. 409, 432).

1886. Pawlick. — Ueber die Harnleitersoudirung beim Weibe (Arch. f. Kl. Ch. Berl , XXXIII, 717-739).

1881. Pawlick. — Ueber die Soudirung der Harnbeitter der Weillichen Blase ausfreier Hand ohne vorbereitende operation (Tagebl. d. Vers. deut. nat. u. Aerzt. Salzb., 4, IV, 179).

1884. Palk. — Cathétérisme urétéral (N -York, M. J., p. 182).

1904. Poel (J. van der). — Ureteral cathéterismas a routinc method of diagnostis in renal discase (N.-York, M. J., 4, XXIX, 721-726).

1889. Poirier (P.). — Cathétérisme des uretères (C. R. Acad. d. sc., Paris, 6, IX, 409-411).

1880. Puzey. — Cathétérisme urétéral (Lances, Lond., I, 203).

1888. Perez (Fernando). — Exploration des uretères (Paris, G. Steinheil, p. 68).

1901. Rafin. — Cathétérisme urétéral (Lyon méd., 1901, p. 425.

— — Lithiase urinaire, Anurie calculeuse (Société des sciences méd., 29 mai 1901).

1904. — Le cathétérisme urétéral thérapeutique. Uropyonéphrose coli-bacillaire aseptisée par les lavages du du bassinet (Ann. gén. urin., 1904, p. 610).

1903. — La séparation de l'urine des deux reins (Lyon méd., 8 mars 1903 et Ann. gén. urin., 1903, p. 1579.

1904. — La séparation endo-vésicale des urines, in th. de Loup, Lyon, 1904.

1903. — Travaux clinique de chirurgie urinaire (Georg, Lyon, 1904).

1899. — Chirurgie conservatrice dans le traitement des rétentions rénales, in th. de Verrière (Lyon, 1899).

1902. Rochet et Pellanda. — La séparation des urines par compression des orifices urétéro-vésicaux dans la vessie elle-même (Gaz. hebd· de méd et de chir., 14 déc. 1902, p. 1177).

1904. Rochet. — Taille hypogastrique transversale de la vessie (Ann. de Guyon, juin 1904).

1886. Rochard (E.). — Uretère (Dict. encycl. d. sc. méd., Paris, p. 188-191).

1900. Pousson. — Note sur la valeur du cathétérisme urétéral (Bull. et Mém. Soc. de chir. de Paris, XXVI, 829-831).

1900. Sard (Joseph de). — Le cathétérisme cystoscopique des uretères considéré comme moyen de diagnostic (Paris, G. Steinheil, 8° n° 290, 160 p.)

1900. Schlifka (M). — Ein neues Kystosropzum Katheterismus der Ureteren (Wien. klin. Welmschir, XIII, 11-12).

1887. Schultz (D.). — Exploration des uretères chez la femme (N. Arch. d'obst. et de gynéc., Paris, II, 205, 262).

1901. Schmidt (L.-G.) u. Kolicher (G.). — Radiographie au sondirten Nreteren und Niaen (Monatsh. f· Urol., Bul., VI, 427-431).

1875. Simon (C.). — Ueber die Methoden die Weibliche Uriublase zugängig zu machen una uber die Soudirung des Haruliuters bein Weibe (Samml. Rl. Vort. Leipz., n° 88, 649-676).

1875. Simon (C.) — Ueber die methoden, die weibliche Uresiblase zuganzig zu machen und uber die Soudirung des Haruleiters bein Weibe (N.-Y., M -J., XXII, 338-367).

1900. Skala (J.). — Contribution statistique à la chirurgie des reins (Casop, lék. cetk. Praha, X, 11, 80-83, 105-109).

1900. Stockmam (F.). — Plusieurs cas de cathétérisme des uretères dans un but thérapeutique (Vratel, Saint-Pétersb., XXI, 1304-1308).

1900. STOCKMAM. — Casuistiche Mittheihnigen zur therapeutischen Amvendung des Harnleiterkatheterismus (Wien. Klin. Kundschau, XIV, 873-874; 896-898).

— — Casuistiche Mittheilnigen zur therapeutischen Amvendung. des Harnleiterkatheterismus (Allg. med. Centr. zeitung, Berlin, XIX, 1067-1068 ; 1079-1081).

1875. TUCHMANN. — Ueber der Künstlichen Verschluss und uber die Soudsrung des Hamleiters (Deutsche ztschr. f. chir. Leipz. 6, VI, 560-584).

1899. VERRIÈRE. — Contribution à la chirurgie conservatrice dans les rétentions rénales (th. Lyon 1899).

1904. SUAREZ DE MENDOZA. — Anurie calculeuse. Opération au 12e jour. Guérison (Soc. de chir., 4 juin 1904).

1899. — Leçons cliniques, (Madrid, 1899).

1903. — Etude formogène pour stérilisation à froid (XVI Congrès de chirurgie, Paris, 1903).

1886. WARNOTS (L.). — Du cathétérisme des uretères chez la femme (J. de méd., chir. et pharm. Bruxelles, 4, XXXIII, 357; 454).

1893. WELLS (B.-H.). — Catheterization of the ureters in the female (N.-Y. J. Gynaec a Obz., III, 283-289).

1891. WILLEMS (B.). — Sur le drainage des urerères (Ann. soc. de méd. de Gand, 4, XX, 254-259).

1901. ZEMBRZUSKI (L). — Le cathétérisme des uretères (Gaz. lek. Warszawa, XXI, 742-750 ; 769-777).

TABLE DES MATIÈRES

Lyon. — Imp. A. Rey, 4, rue Gentil. — 36725.

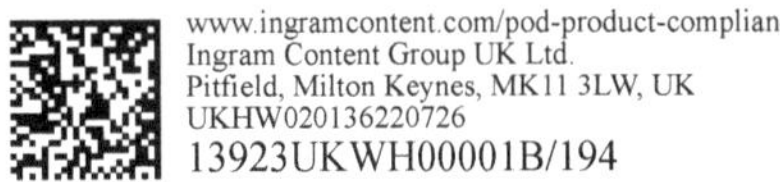

www.ingramcontent.com/pod-product-compliance
Ingram Content Group UK Ltd.
Pitfield, Milton Keynes, MK11 3LW, UK
UKHW020136220726
13923UKWH00001B/194